LES ADÉNITES

D'ORIGINE DENTAIRE

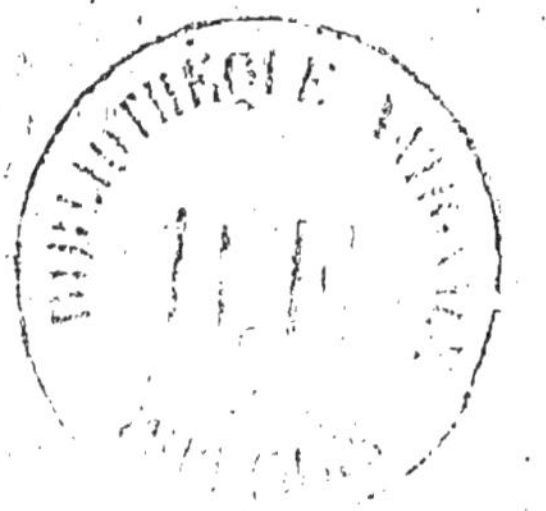

PAR

Le Dr Georges **CONTENAU**

DE L'UNIVERSITÉ DE PARIS

ANCIEN EXTERNE DES HOPITAUX

MÉDAILLE DE BRONZE DE L'ASSISTANCE PUBLIQUE

PARIS

A. MALOINE, ÉDITEUR

23-25, RUE DE L'ÉCOLE-DE-MÉDECINE, 23-25

1902

LES ADÉNITES

D'ORIGINE DENTAIRE

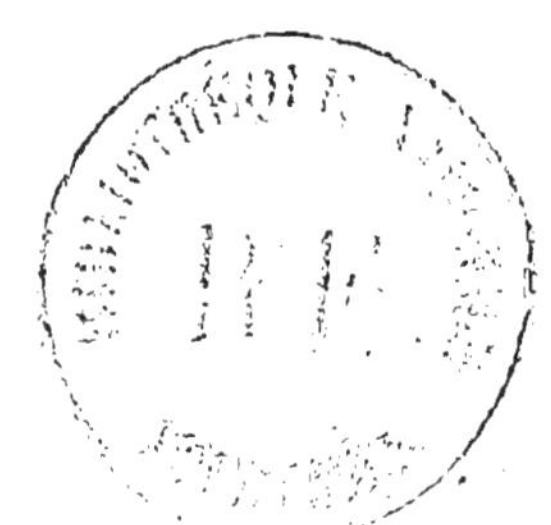

PAR

Le Dr Georges CONTENAU

DE L'UNIVERSITÉ DE PARIS
ANCIEN EXTERNE DES HOPITAUX
MÉDAILLE DE BRONZE DE L'ASSISTANCE PUBLIQUE

PARIS
A. MALOINE, ÉDITEUR
23-25, RUE DE L'ÉCOLE-DE-MÉDECINE, 23-25

1902

A MON ONCLE

MONSIEUR LE DOCTEUR LABORDE

Professeur à l'Ecole d'Anthropologie
Membre de l'Académie de Médecine
Directeur des travaux physiologiques à la Faculté et du Laboratoire d'Anthropologie (Hautes Etudes)

A MONSIEUR LE DOCTEUR CRUET

Ancien interne des hôpitaux
Dentiste de l'hôpital de la Charité
Président de la Société de stomatologie

A MONSIEUR LE DOCTEUR TILLAUX

Chirurgien de l'hôpital de la Charité
Professeur de clinique chirurgicale
Membre de l'Académie de Médecine
Commandeur de la Légion-d'honneur

INTRODUCTION

Nous ne prétendons pas ici faire montre d'idées nouvelles ni aborder un sujet qui n'ait pas encore été effleuré; nous n'avons voulu apporter qu'une modeste contribution à un sujet complexe, maintes fois en partie traité en raison même de la variété de ses aspects.

Mais, si les adénites d'origine dentaire ont été fréquemment signalées par les auteurs, elles n'ont été que rarement étudiées en elles-mêmes, comme stade bien net et bien particulier, et c'est justement le but que nous nous sommes proposé d'atteindre dans ce travail. Dégager, des recherches antérieures, la physionomie de ces adénites, leur rôle, leur nature; interpréter les observations et les expériences dont la science dispose, grouper les faits épars en un faisceau, en tirer les conclusions qu'ils comportent, voilà ce que nous voulons essayer de faire.

Si certaines thèses apportent de temps en temps une idée, une théorie nouvelle, qui lancera la science sur une nouvelle voie, posera les bases de recherches futures, d'autres, plus modestes, ajoutent simplement une pierre à l'édifice en construction; d'autres encore ne font œuvre que des matériaux déjà prêts et qui jusque-là n'ont point été utilisés. C'est ce travail de mise au point, de revue générale d'une question que nous désirons ntreprendre, rien de plus.

Et d'ailleurs, n'est-il pas intéressant, ce chapitre des adénites d'origine dentaire, et ne met-il pas en mouvement des questions de doctrine, de pratique, de première importance ? Verrons-nous seulement dans l'adénite, petite grosseur roulant sous le doigt, qu'a causée la carie dentaire ou la vulgaire fluxion, comme un symptôme banal destiné à disparaître de lui-même à la guérison, ou, si les complications se produisent, comme un épiphénomène sans consistance et sans personnalité?

« Les affections des dents, est-il dit dans le *Traité de Chirurgie* de Duplay, ne rentrent pas dans le cadre de ce traité. »

Nous ne saurions laisser passer cette assertion sans montrer le danger de telles paroles ; c'est l'étroite union biologique de la bouche, des arcades dentaires, et du reste de l'organisme qu'il importe de proclamer, et que nous affirmerons dans ce travail.

A l'heure actuelle, nous pensons que toute thèse sur un sujet de stomatologie, en plus des faits qu'elle apporte, doit avoir pour conclusion implicite la nécessité de comprendre officiellement la stomatologie comme une branche de la médecine, avec les conséquences qu'une telle reconnaissance comporte, c'est-à-dire : l'obligation pour le dentiste d'être médecin, et la création d'un enseignement dentaire de Faculté.

Lorsque nous verrons, et l'occasion en est fréquente, ces adénites volumineuses, torpides, qui déforment le cou des enfants et des jeunes gens, invoquerons-nous systématiquement la scrofule, la tuberculose, prescrirons-nous sans plus, l'huile de foie de morue, le séjour au bord de la mer ? Eh bien ! non, nous devrons nous souvenir des paroles du professeur Sébileau à la Société de stomatologie (16 octobre 1899) et que voici : « Quelle évolution différente de celle que nous sommes accoutumés à lui reconnaître, subirait la tuberculose ganglionnaire du cou, si les médecins et les chirurgiens prenaient soin avant de formuler ou d'opérer, d'examiner la bouche de leurs malades ! Nettoyer la bouche, supprimer les portes ouvertes à l'infection, c'est enlever à la tuberculose adéno-cervicale la presque totalité de ses chances de suppuration et, par conséquent, diminuer dans une proportion considérable, la gravité du pronostic qui s'attache à elle. »

Et lorsque nous aurons examiné la bouche des malades auxquels je faisais allusion plus haut, nous aurons à étudier si cette adénite cervicale prétendue scrofuleuse n'est pas, comme on l'a constaté dans 40 0/0 de la totalité de ces cas, due à la présence de dents cariées, d'ulcérations produites par ces dents ; si nous nous décidons pour l'affirmative, nous serons amenés à rechercher quel chemin a suivi l'infection, et voilà des questions d'étiologie, d'anatomie et de pathogénie soulevées par cet examen !

Quel sera le sort de telles adénites ? Resteront-elles torpides, auront-elles une gravité immédiate, aboutissant à la suppuration et conduisant, les unes, à l'adéno-phlegmon, au phlegmon diffus, les autres, à cette variété dite angine de Ludwig, de pronostic si sombre? Au contraire, la gravité de ces adénites ne sera-t-elle qu'ultérieure; s'agit-il du bacille de Koch dont le retentissement pourra porter sur tout l'organisme, s'agit-il de l'organisation d'un centre de défense contre l'invasion du parasite de l'actinomycose, s'agit-il du cortège banal des microbes de l'infection? et voilà posées les questions d'anatomie pathologique, de microbiologie, de pronostic, de traitement

Chaque jour, de l'ensemble de tels faits, on distrait des cas qui paraissaient solidaires de la tuberculose; on reconnaît l'existence d'adénites purement chroniques sans relations avec la bacillose, et il nous semble intéressant de signaler ce retour aux idées de Verneuil, d'adénites chroniques simples, et à la reconnaissance de formes anatomiques semblables, qu'elles soient produites par le bacille de Koch, ou par des bacilles divers.

Les données modernes, en abaissant les frontières de la scrofule et de la tuberculose, permettent une répartition meilleure des faits; si le territoire de la tuberculose ganglionnaire s'est largement étendu, l'adénite chronique simple persiste également. Si nous ne savons exactement à quelle lésion anatomique correspond l'hypertrophie ganglionnaire, et si la question est complexe au point de vue de la doctrine, nous savons que l'entretien d'un processus inflammatoire continu nécessite un foyer microbien intra-ganglionnaire, ou l'apport incessant, au ganglion, d'agents infectieux émanés d'une lésion périphérique; or nous trouverons en clinique la réalisation de telles conditions.

Ce que nous voulons, c'est exposer les accidents ganglionnaires, en eux-mêmes et dans leurs suite, dus à la carie dentaire ou à ses conséquences, rechercher la nature exacte de ces lésions, faire, autant que possible, la part qui revient à l'ancienne scrofule et à la tuberculose, et celle qui est due à l'inflammation simple, produite par les agents divers ; c'est, ensuite, la nature des lésions, une fois connue, en prévoir les conséquences et déterminer la conduite qu'il nous faudra tenir.

Mais avant d'aborder notre sujet, qu'il nous soit permis d'adresser nos remerciements émus à ceux qui furent nos maîtres ou nos amis durant notre scolarité à la Faculté de Médecine.

Notre premier hommage et la dédicace de notre thèse seront pour M. le docteur Laborde, notre parent, qui n'a cessé, depuis le début de nos études, d'être pour nous un guide et un appui. Nous tenons ici à lui exprimer toute notre reconnaissance, des bontés, de la bienveillance inaltérable qu'il nous a toujours témoignées, des conseils et des exemples précieux qu'il nous a constamment prodigués, tant dans son laboratoire que dans le journal qu'il dirige avec une telle autorité.

Nous voulons assurer aussi de notre gratitude M. le docteur Cruet, l'inspirateur de notre thèse, dont nous fréquentons depuis déjà longtemps le service de la Charité et auquel nous sommes redevable de nos connaissances en art dentaire; nous le remercions tout particulièrement de son accueil si aimable, de sa bienveillance, ainsi que de son enseignement qui nous a été si utile.

Que M. le professeur Benjamin Anger, dont nous avons été l'élève, veuille bien accepter l'hommage de notre reconnaissance pour les leçons qu'il nous a données et l'amitié constante qu'il a bien voulu nous conserver depuis ; nous voulons l'assurer ici que nous n'oublierons jamais qu'il a été notre maître.

Que nos autres maîtres, pendant notre stage ou notre externat dans les Hôpitaux, que MM. Campenon, Champetier de Ribes, Hallopeau, Jacquet, Peyrot, Troisier, Pietkiewicz, qui ont bien voulu nous témoigner tant de bienveillance et nous faire profiter de leur enseignement, soient assurés de notre reconnaissance pour les leçons que nous avons reçues d'eux.

Nous serions ingrat si nous ne remerciions de l'appui qu'ils nous ont prêté ou de l'amitié qu'ils nous ont montrée, MM. les professeurs Gley, Pinard, Poirier, Auvray, les docteurs Souligoux, Bloch et Vivier.

Que notre ami M. le docteur Malbec, ancien préparateur à la Faculté, nous permette de l'assurer de notre gratitude pour les conseils qu'il nous a si souvent donnés durant nos études.

M. le professeur Tillaux a bien voulu accepter la présidence de notre thèse ; nous le prions d'agréer nos vifs remerciements de cet honneur qu'il nous fait.

CHAPITRE PREMIER

Historique de la question

La question des adénites d'origine dentaire n'a jusqu'à ces dernières années été qu'entrevue, et les travaux qui depuis se sont multipliés sur ce sujet comprennent peu d'ouvrages d'ensemble. La raison en est simple ; la stomatologie que les dentistes détenaient, après en avoir fait l'art dentaire n'est rentrée que depuis peu dans le domaine médical, et jusqu'à cette époque, l'histoire des adénites d'origine dentaire se confond dans les traités classiques avec celle des adénites en général. Puis la notion s'acquiert d'adénites en relation avec des dents cariées et dans la description des adénites cervicales cette origine possible se trouve mentionnée, (*Traités de Chirurgie, Manuels de Pathologie interne, Traités de dentisterie*), mais ce n'est que dans ces dernières années que la question est reprise sous quelques-uns de ses aspects.

Les adénites d'origine dentaire signalées le plus anciennement, et les plus connues, sont mentionnées dans les complications de la carie, de l'évolution de la dent de sagesse ; mais c'est en passant, sans y insister, que les auteurs les indiquent, pressés qu'ils sont d'arriver à la description de l'adéno-phlegmon, du phlegmon par propagation, de cette entité encore mal délimitée qu'est l'angine de Ludwig ; ce n'est à vrai dire que l'ébauche de l'histoire d'une modalité des adénites d'origine dentaire.

C'est ainsi que nous trouvons les adénites d'origine dentaire signalées au moins en germe dans la thèse de Descubes, de 1881, sur les Phlegmons diffus cervicaux d'origine dentaire, dans l'article de Combe sur les principales complications des affections dentaires en général (1884).

En 1890, Fontenelle publie un cas d'adénite d'origine dentaire ; à partir de cette époque, les documents deviennent plus nombreux. Lejars dans ses leçons de chirurgie de 1893-94 consacre un chapitre aux accidents infectieux d'origine dentaire ; Dumont, en 1894, écrit sa thèse sur la pathogénie des phlegmons périmaxillaires d'origine dentaire. Elias en 1895 publie un cas de phlegmon cervico-facial mortel, suite d'affection dentaire ; la *Gazette des Hôpitaux de Milan* donne en 1896 une étude sur les ganglions tuberculeux du cou en relation avec les dents cariées.

La même année, Starck publia ses travaux sur les adénites tuberculeuses d'origine dentaire, peut-être les plus importants qui aient été écrits sur cette question. Ces travaux, traduits et résumés dans la *Revue de la tuberculose* et qui sont surtout consacrés aux relations qui existent chez les enfants entre les dents cariées et les adénites cervicales tuberculeuses, sont étayés par des expériences de laboratoire, des examens bactériologiques, et signalent le danger des dents cariées comme portes ouvertes à l'infection.

La même année, Zaudy insiste sur les rapports de la carie dentaire et de la tuberculose ganglionnaire ; en regard des adéno-phlegmons d'origine dentaire, il place les adénites tuberculeuses reconnaissant la même cause.

Vers cette époque, M. Cruet assimile les adéno-phlegmons de l'angle de la mâchoire à l'angine de Ludwig.

En 1897 nous pouvons indiquer une étude intéressante de Moty sur les phlegmons et fistules consécutifs à la carie dentaire, et surtout la remarquable thèse de R. Petit sur la tuberculose des ganglions du cou. Dans ce travail, l'auteur insiste sur la fréquence de la carie dentaire comme porte d'entrée de la tuberculose dans les ganglions du cou, et les nombreuses observations qu'il apporte à l'appui de ses affirmations sont du plus haut intérêt à consulter. Miller en 1898 dans le *Journal Dentaire de Londres* écrit sur l'étiologie et le traitement des affections ganglionnaires du cou.

En 1899, Jessen, tout en incriminant surtout les lésions des amygdales et des végétations adénoïdes, montre le rôle important des dents cariées ; Hendrix en 1898 l'avait déjà dit dans un article publié par la policlinique de Bruxelles, Still à Portsmouth est du même avis.

En 1899, Morgan lui aussi communique le résultat

de ses recherches sur la tuberculose des ganglions du cou ; sur la question de porte d'entrée il met en première ligne, les dents et les gencives.

En 1900, Mainguy donne dans la *Gazette médicale de Nantes* une étude sur les adénopathies cervico-faciales d'origine dentaire, très condensée, avec observations à l'appui, et qui pour être courte, n'en est pas moins parmi les meilleures sur le sujet qui nous occupe.

Enfin, l'an dernier, M. Blum dans sa thèse : Contribution à l'étude du rôle des dents dans quelques infections (angine de Ludwig, adénite tuberculeuse cervicale), affirmait encore la possibilité pour les dents cariées de servir de porte d'entrée au bacille de Koch.

Les adénites géniennes, étudiées pour la première fois en 1892 par M. Poncet, ont été l'objet de nombreux travaux, parmi lesquels ceux d'Albertin, en 1899, ceux de M. Princeteau, professeur à Bordeaux, et de Capette-Laplène ; la même année également, voit ceux de Buchbinder et Kuttner sur le même sujet.

Ces thèses et travaux dont nous n'avons cité que les principaux, afin de montrer dans ses grandes lignes la genèse du sujet, ont assez d'importance pour qu'on puisse aujourd'hui tenter une vue d'ensemble sur la question des adénites d'origine dentaire, tout en complétant les points laissés involontairement ou à dessin dans l'ombre, par les auteurs, en interprétant certains résultats ou observations inutilisés, et tirer des conclusions sur la vraie nature, le rôle, l'évolution, et le traitement de telles lésions ganglionnaires.

CHAPITRE II

DIVISION DU SUJET. — ANATOMIE

Nous avons montré dans notre introduction la complexité du sujet qui nous occupe, et cette complexité nous fait un devoir d'établir avec rigueur et en détail le plan que nous adopterons pour traiter cette question ; après avoir étudié la structure interne de la dent, de la chambre pulpaire, nous la considérerons dans le milieu qu'elle occupe, dans ses rapports avec la gencive et avec le réseau lymphatique (vaisseaux et ganglions) de la région ; nous aurons donc ainsi un premier chapitre d'anatomie.

Après avoir vu ces organes à l'état sain, nous les étudierons à l'état morbide, recherchant les différences qui existent dans l'intimité des tissus ; nous devrons nous préoccuper des agents capables de réaliser de telles lésions, et de la manière dont la maladie envahit l'organisme.

Après ces chapitres d'anatomie pathologique, d'étiologie et de pathogénie, nous aurons à décrire les symptômes par lesquels se révèlent ces altérations, et les caractères qui permettent de différencier les unes des autres les formes que nous aurons rencontrées : ce seront le chapitre de symptomatologie et celui de diagnostic.

L'évolution des lésions, que ce soit la guérison ou la phase des complications, fera ensuite avec le pronostic l'objet de notre étude.

La question du traitement sera alors discutée, et nous tâcherons de tirer des points que nous aurons établis des conclusions légitimes. Dans une dernière partie de notre thèse nous reproduirons, résumées ou in extenso, les observations, soit d'autrui, soit personnelles, qui devront servir d'appui à nos affirmations et auxquelles nous aurons plus d'une fois fait allusion au cours de ce travail.

Nous ferons suivre ce chapitre d'indications bibliographiques aussi complètes que possible, et permettant des recherches plus approfondies sur certains points du sujet.

Dans chaque dent, nous avons à considérer la pulpe et le canal pulpaire, que la dent possède plusieurs racines ou n'en ait qu'une ; pour la simplification de notre description nous adopterons le type uniradiculaire.

La pulpe dentaire, qui occupe le centre de la dent appelé chambre pulpaire, se compose de tissu conjonctif servant de soutien à de nombreux vaisseaux et nerfs ; comme la pulpe n'est que la papille d'origine mésodermique ou bulbe dentaire, elle suit son évolution et diminue par suite du développement de l'organe ; chez le vieillard, elle s'amoindrit de plus en plus et finit par disparaître, car la dentine envahit la chambre pulpaire.

Les vaisseaux, qui seuls nous occuperont ici, sont les artères et les veines ; les artères passent par l'orifice de l'apex et montent suivant l'axe de la pulpe ; chaque dent reçoit autant de rameaux qu'elle possède de racines, et ces rameaux, dès le niveau de l'apex, donnent déjà des branches latérales fines ; au sommet du bulbe, l'artère pulpaire se courbe, prend la forme d'une crosse et fournit des capillaires très fins qui forment un riche réseau sous la couche des odontoblastes. Ces artères viennent, pour la mâchoire inférieure, de la dentaire inférieure ; de l'alvéolaire et de la sous-orbitaire pour la mâchoire supérieure.

Les veines, plus importantes à considérer dans notre étude, sont issues du réseau capillaire que nous avons mentionné plus haut ; elles suivent dans l'intérieur de la dent le même chemin que les artères, et sorties par l'orifice apical, aboutissent, les veines de l'arcade dentaire inférieure à la veine dentaire inférieure, et de là à la partie superficielle du plexus ptérygoïdien ou zygomatique, et à la veine maxillaire interne.

Les veines de l'arcade dentaire supérieure vont former les veines alvéolaires et sous-orbitaires se jetant dans la veine faciale profonde qui fait suite à la veine angulaire.

Plus superficielle que l'artère faciale, elle va se jeter, sans en suivre les inflexions, et en gagnant le sillon de la glande sous-maxillaire dans lequel elle se loge, dans la jugulaire externe dont elle devient un des affluents. La veine faciale reçoit, et la richesse de ce plexus veineux n'est pas indifférente dans l'étude que nous poursuivons, outre les branches que nous avons mentionnées, les veines labiales, supérieure et inférieure, les veines buccales, les veines massétérines, la veine sous-mentale, les veines sous-maxillaires, les veines palatines.

L'étude des lymphatiques de la pulpe dentaire n'a pas donné jusqu'ici de résultats positifs, leur existence est mise en doute, et l'on n'a pu y découvrir jusqu'ici de vaisseaux lymphatiques.

Boll-Rose, notamment, et Kolliker se prononcent pour la négative.

La dent en elle-même, ou plutôt la pulpe, ne nous offre donc qu'un réseau veineux comme voie possible d'infection ; il est vrai que ce réseau est particulièrement riche, et que la dent se trouve en rapports intimes avec l'alvéole dont l'organisation vasculaire est plus complexe.

Les artères du périoste viennent de trois sources différentes ; un groupe provient du paquet vasculo-nerveux qui pénètre par l'orifice apical ; un autre naît de la muqueuse gingivale, d'autres artères proviennent de la paroi alvéolaire.

Les veines, s'anastomosant, les unes, au niveau du collet, avec les artères, suivent l'intérieur de la membrane et vont se jeter dans les veines faisant issue de l'apex ; les autres se jettent dans les veines de la muqueuse gingivale ; les autres enfin ont des anastomoses avec les veines de la paroi alvéolaire.

L'existence de lymphatiques dans le périoste, quoique contestée, est cependant plus sûre que celle des lymphatiques de la pulpe. Black a décrit des lymphatiques dans la membrane péridentaire, mais Amoëdo pense qu'il aurait mal interprété ses recherches ; pour lui il ne s'agirait que des débris épithéliaux de Malassez ; on pourrait expliquer cette erreur par l'analogie de structure des espaces primitifs lymphatiques, lacunes du tissu conjonctif, tapissées de larges cellules épithéliales à noyaux, et des débris de Malassez ayant cette dernière configuration histologique. Colland (de Genève) n'a pas rencontré non plus ces vaisseaux ; mais Gegenbauer et Quain dans leurs ouvrages d'anatomie parlent de l'existence de lymphatiques dans le périoste, qui, par un trajet sinueux et court, iraient se rendre aux ganglions les plus voisins ; cette opinion est la plus couramment acceptée et nous pouvons admettre dans le périoste l'existence d'une double voie susceptible d'être envahie par l'infection : la voie veineuse et la voie lymphatique, et dans la pulpe une porte d'entrée pour les produits septiques : le réseau veineux.

Les ganglions lymphatiques auxquels se rendent les vaisseaux lymphatiques des arcades dentaires sont nombreux et le mieux est de résumer l'anatomie générale des centres lymphatiques de la région cervicale.

Pour remplir leurs fonctions, les ganglions ont été échelonnés d'autant plus abondants que la région correspondante était d'accès facile aux microbes ; peu nombreux relativement à la racine des membres supérieurs, ils augmentent à la racine du membre inférieur, car ils doivent lutter contre les bactéries provenant des organes génitaux externes et de la marge de l'anus ; mais c'est surtout au niveau des parties communiquant largement avec l'extérieur qu'ils abondent ; ils sont particulièrement nombreux au cou, formant une seconde ligne de défense qui fait suite à celle constituée par les follicules de la base de la langue, du pharynx, l'amygdale palatine, l'amygdale pharyngée de Luschka.

Avant que nous ayons pensé à entreprendre cette étude, il nous a été donné de procéder, sous la direction de notre maître le Pr. Benjamin Anger auquel nous témoignions notre reconnaissance dans notre introduction, et que nous remercions ici de nouveau, à l'injection des lymphatiques de la région du cou. Notre inexpérience ne nous aurait donné que de tristes résultats, car la difficulté est grande d'une telle préparation ; grâce à l'aide que nous avons reçue, nous avons pu mener assez à bien notre entreprise pour nous rendre compte des dispositions qu'ont décrites les auteurs.

On distingue dans le cou de nombreux groupes ganglionnaires qu'on peut ordonner selon différents systèmes; nous les passerons en revue.

Nous signalons à ce propos l'intéressante étude du docteur Lebedensky dans les *Archives de stomatologie* (1901). Faisant l'étude de l'appareil lymphoïde bucco-pharyngé, il considère les ganglions lymphatiques du cou comme un second appareil protecteur doublant ce qu'on a appelé l'anneau lymphoïde de Waldeyer. Il divise ces ganglions en deux groupes : circulaire et longitudinal. Au premier, appartiennent les ganglions sous-occipitaux, mastoïdiens, intra-parotidiens, sous-maxillaires et sus-hyoïdiens, prévertébraux, sous-glandulaires postérieurs ; ce groupe circulaire forme lui-même deux cercles, l'un superficiel, représenté par les ganglions rétro-pharyngiens en arrière, par les ganglions de l'espace sous-glandulaire postérieur latéralement et par les ganglions sous-angulo-maxillaires de Chassaignac latéralement et en avant. Le groupe longitudinal est l'aboutissant des deux cercles superficiel et profond ; ces ganglions sont tous situés sur la partie antérieure et latérale du cou.

On peut aussi concevoir, avec le professeur F. Trêves, de Londres, un groupe sous-maxillaire, comprenant 10 à 15 ganglions, situés le long de la mâchoire inférieure, derrière l'aponévrose cervicale ; un groupe sus-hyoïdien formé de un ou deux ganglions, situés près de la ligne médiane entre le menton et l'os hyoïde ; un groupe cervical superficiel comprenant quatre à six ganglions, situés le long de la veine jugulaire externe, derrière le peaucier ; un groupe cervical profond qui comprend à la fois 10 à 20 ganglions situés à la bifurcation de la carotide primitive et le long du segment supérieur de la veine jugulaire interne, et dix à seize ganglions qui accompagnent le segment inférieur de la veine jugulaire interne. Ces derniers ganglions se continuent avec les ganglions axillaires et les ganglions du médiastin ; l'inflammation de chaque groupe ganglionnaire est due à des troubles dans le territoire périphérique dont il reçoit la lymphe. C'est ainsi que la lèvre inférieure envoie ses lymphatiques aux ganglions sous-maxillaires et sus-hyoïdiens, la cavité buccale aux ganglions sous-maxillaires et aux ganglions cervicaux profonds (série supérieure), les gencives de la mâchoire inférieure aux ganglions sous-maxillaires ; la langue, partie antérieure, aux ganglions sus-hyoïdiens et sous-maxillaires, et la partie postérieure aux ganglions cervicaux profonds de la série supérieure.

M. Walther, dans le *Traité de chirurgie*, distingue sept groupes au lieu de quatre ; ce sont : le groupe sous-maxillaire (8 à 10 ganglions) qui occupe la loge de la glande sous-maxillaire ; ces ganglions sont placés la plupart dans l'angle formé par le mylo-hyoïdien et la face interne de la mâchoire osseuse, et reçoivent les lymphatiques du front, des paupières, du nez, des joues, des lèvres, des gencives inférieures, de la muqueuse buccale et d'une partie de la langue.

En second lieu, les ganglions sous-mentaux, ou sus-hyoïdiens médians (1 à 3) ; placés près de la ligne médiane sur le mylo-hyoïdien, ils reçoivent les lympha tiques de la partie moyenne de la lèvre inférieure et du menton.

3° Ganglions sous-hyoïdiens médians ; placés aux environs de la ligne médiane, qui comprennent des ganglions juxta-laryngiens (1 à 2), situés au niveau de la membrane crico-thyroïdienne, recevant les lymphatiques de la partie supérieure du larynx. Le ganglion prélaryngé est dans le V circonscrit par les muscles crico-thyroïdiens ; ce groupe comprend, en outre, un ganglion existant le plus souvent, appliqué sur la face externe du muscle sterno-hyoïdien, et recevant des vaisseaux tégumentaires ; enfin des ganglions laryngo-pharyngo-œsophagiens, placés autour des canaux aérien et alimentaire.

4° Les ganglions cervicaux supérieurs sont, les uns superficiels, placés le long du bord antérieur et de la la face externe du sterno-hyoïdien. Il en est qui longent la jugulaire externe ; ils se trouvent entre le muscle précédent et le peaucier et reçoivent les lymphatiques des gencives supérieures et du palais.

Les autres ganglions sont profonds ; ils occupent surtout le point de bifurcation de la carotide et le voisinage du tronc thyro-linguo-facial ; ils sont la terminaison des lymphatiques du cuir chevelu, de l'oreille, de la cavité buccale, de la langue, des amygdales, du pharynx, de la trachée et de l'œsophage.

M. Walther décrit en outre des ganglions cervicaux

inférieurs ou carotidiens qui sont recouverts par le sterno-mastoïdien et forment une chaîne le long des vaisseaux ; les plus gros sont accolés à la paroi latérale externe de la jugulaire interne. Les lymphatiques du groupe précédent et quelques vaisseaux du corps thyroïde vont s'y jeter ; c'est à ce groupe qu'appartiennent les ganglions rétro-pharyngiens.

6° Ganglions sus-claviculaires ; les uns sont superficiels, avec la série des ganglions cervicaux superficiels supérieurs, les autres sont appliqués profondément sur le plexus brachial et les scalènes, dans l'angle formé par les veines jugulaire interne et sous-clavière : ils sont les aboutissants des lymphatiques de la peau du cou, de la portion inférieure du larynx, du corps thyroïde, d'une partie des vaisseaux absorbants de la trachée, de l'œsophage et de la glande mammaire.

7° Les ganglions postérieurs se divisent en ganglions sous-occipitaux qui sont logés dans la fossette de la nuque, et en ganglions mastoïdiens ou rétro-auriculaires, placés sur l'origine du sterno-mastoïdien. C'est dans ces ganglions que se jettent les lymphatiques du vertex, de l'occiput et de la partie postérieure de l'oreille externe.

Comme nous le voyons, les arcades dentaires n'ont aucune relation avec certains des territoires ganglionnaires. Mais la possibilité de leur infection par propagation nous a paru légitimer ces quelques lignes de description.

Il nous paraît préférable d'adopter la conception plus

simple et plus large de M. le professeur Tillaux. On peut, suivant lui, distinguer deux grandes séries de ganglions du cou : les ganglions postérieurs et le groupe des antéro-latéraux.

Les ganglions postérieurs, qu'on nomme aussi occipitaux, et situés de chaque côté de la fossette de la nuque, s'engorgent souvent dans la syphilis, mais difficilement dans la scrofule.

Les ganglions antéro-latéraux se subdivisent ainsi qu'il a été décrit précédemment, Les vaisseaux lymphatiques qui proviennent de la cavité buccale, des lèvres, de la langue, du pharynx, du larynx, de la trachée et du corps thyroïde, aboutissent, dit le professeur Tillaux, aux ganglions sus et sous-hyoïdiens et carotidiens.

Les ganglions du creux sus-claviculaire communiquent directement avec la chaîne de l'aisselle qui reçoit les vaisseaux lymphatiques de la glande mammaire ; les phlegmons et les abcès du cou ont le plus souvent, constate formellement l'auteur que nous citons, pour point de départ une adénite.

La situation anatomique des ganglions carotidiens nous permet de prévoir une complication de leur engorgement : c'est, par compression, la formation d'une thrombose dans la jugulaire externe, avec possibilité d'atteindre les sinus de la dure-mère.

Il faut remarquer la situation sous-aponévrotique de tous les ganglions du cou, qui permet la généralisation et l'extension, au loin, des inflammations qui les atteignent, et par suite des anastomoses qu'ils ont entre eux, la possibilité et la fréquence de l'extension des infections par propagation.

Parmi les ganglions susceptibles d'être infectés consécutivement à une lésion dentaire, il faut citer les ganglions géniens dont l'importance a été signalée pour la première fois en 1892, par le professeur Poncet, et que l'on délaissait un peu depuis Mascagni.

Remarquons cependant la description que fait M. le professeur Tillaux, lorsqu'il étudie la face dans sa portion mentonnière, sur la face externe du maxillaire inférieur, d'un ganglion lymphatique accompagnant les vaisseaux faciaux, et des plus importants, car il peut s'enflammer dans les ostéopériostites de la mâchoire inférieure.

Les ganglions géniens forment trois groupes : un inférieur qui répond au maxillaire inférieur ; un moyen, sur la face externe du buccinateur ; un supérieur, sur le massif maxillaire supérieur.

Le groupe inférieur comprend d'ordinaire 2 ganglions qui reposent sur la face externe du maxillaire inférieur, en avant de l'angle antéro-inférieur du masséter ; ils se continuent en bas avec les ganglions sous-maxillaires. Le ganglion infra-maxillaire se tient souvent entre les deux groupes, à cheval sur le bord du maxillaire.

Le groupe buccinateur comprend tous les ganglions situés sur la face externe du muscle de même nom, les uns sont à l'embouchure du canal de Sténon, les autres en avant de la veine faciale ; ils donnent ainsi un sous-groupe antérieur (2 ganglions) noyé dans le tissu cellulo-graisseux qui sépare l'artère de la veine, et un sous-groupe postérieur siégeant au point où le canal de Sténon perfore le buccinateur. Ces ganglions peuvent se trouver parfois plus haut.

Le groupe supérieur n'a pas été reconnu anatomiquement ; Princeteau et Buchbinder n'ont pu les découvrir, mais Vigier en a constaté l'existence clinique.

Les lymphatiques de la joue forment un réseau des plus riches, s'anastomosent de telle sorte que tous les territoires jugal, palpébral, auriculaire communiquent entre eux. C'est ainsi que les lymphatiques de la lèvre supérieure forment plusieurs troncs parallèles à la veine faciale et se rendent aux ganglions géniens.

Par suite d'anastomoses larges des lymphatiques, sur la ligne médiane, les infections en ce point retentiront sur la ligne médiane.

Des anastomoses profondes permettent aux lésions des lymphatiques des muqueuses de retentir sur les ganglions profonds, mais un système de valvules empêche les infections ascendantes, à la suite, par exemple, de lésions des ganglions sous-maxillaires.

Maintenant que nous connaissons la morphologie interne de la pulpe dentaire, l'anatomie des ganglions du cou, et les relations qui existent entre ces ganglions, les dents et la bouche, nous pouvons aborder l'étude des différentes lésions dont ces ganglions sont le siège.

CHAPITRE III

Etiologie. — Pathogénie

Les lésions ganglionnaires du cou, dont nous aurons à discuter l'origine et à étudier l'anatomie pathologique, peuvent être divisées en adénite simple, et c'est alors la petite grosseur roulant sous le doigt et disparaissant en quelques jours ; en adénite suppurée : on voit alors la peau rougir, s'ulcérer, le pus faire issue au dehors et l'adénite évoluer vers la cicatrisation ; en adénite chronique simple, et le tableau ne diffère de précédemment que par la durée de la phase torpide des lésions ; tantôt au contraire les agents de l'infection ne sont plus les mêmes que précédemment ; au lieu du banal staphylocoque, du pneumocoque, etc., il s'agit du bacille de la tuberculose et nous avons l'adénite tuberculeuse; parfois encore, mais très rarement, il s'agit d'un parasite de l'ordre des champignons ou de la répercussion des désordres qu'il cause, et il nous paraît important d'insister sur l'adénite dans l'actinomycose, ne fût-ce que pour discuter son existence que certains contestent.

Au moment d'examiner l'étiologie et la pathogénie

des adénites d'origine dentaire, nous rappelons volontiers le titre que nous avons choisi pour notre travail ; nous n'insisterons que sur les adénites d'origine vraiment dentaire, glissant d'ailleurs sur quelques-unes d'entre elles plus connues. Nous ne nous attarderons pas aux adénites résultant des stomatites, des altérations banales de la muqueuse buccale et gingivale, ou des ulcérations spécifiques, des adénites d'origine buccale, en un mot, qui sortent de notre cadre. Nous nous arrêterons sans y insister trop sur les adénites résultant de l'arthrite alvéolaire aiguë ou de l'évolution de la dent de sagesse et dont l'origine apparaît de suite. Nous nous occuperons particulièrement des adénites consécutives à la carie pénétrante d'une dent, trouvant dans cette carie leur source, et dont l'étiologie reste si souvent obscure, lorsqu'on ne pense pas à l'origine dentaire. Ces adénites, sont, par suite, souvent considérées, non plus, ainsi que celles citées plus haut, comme des complications, mais comme des entités morbides. Lorsque nous décrirons les symptômes des adénites d'origine dentaire, nous nous occuperons de celles qui sont consécutives à la périostite aiguë, mais, nous le répétons, sans nous y trop appesantir, car elles sont connues et sinon décrites à part, du moins comprises forcément dans la description de ceux, et ils sont nombreux, qui se sont occupés des phlegmons péri maxillaires et de la complication dite angine de Ludwig,

De même qu'il faut dans tout phénomène considérer le sujet et l'objet avant de voir leur action et leur réaction, nous avons à étudier ici l'agent et le terrain sur lequel il évoluera, et par terrain, non plus le ganglion que nous avons déjà décrit, mais les prédispositions de l'organisme à se laisser envahir par les microbes.

La bouche est un milieu particulièrement riche en bacilles, et la faune buccale s'étend chaque jour, du fait de quelques-uns ; ces micro-organismes sont apportés par l'air inspiré, plus ou moins chargé de poussières et de germes. On a tenté de classifier ces micro-organismes ; on a décrit une quantité considérable d'espèces différentes qui ont été isolées par de patients observateurs. Les uns sont des microbes de passage ; les autres, variables suivant les individus, vivent normalement dans la bouche.

Les microbes pathogènes trouvés le plus fréquemment sont le pneumocoque, le streptocoque pyogène, le staphylocoque pyogène, le pneumo-bacille de Friedlander, le tétragène, le champignon de l'actinomycose et le bacille de Lœffler, mais celui-ci dans des conditions assez spéciales : chez les convalescents de la diphtérie. On y trouverait souvent, en le cherchant avec soin, et on le constate déjà chez les sujets sains vivant en contact avec les phtisiques, le bacille de la tuberculose. Straus (*Annales des maladies de l'oreille et du larynx*, nº 2, 1895) l'a rencontré dans les fosses nasales de gens absolument sains.

Le *pneumocoque* se rencontre chez un grand nombre de sujets ; sa virulence, parfois atténuée, augmente au contraire sous des influences multiples (froid, surmenage, intoxications.) Nanotti l'a rencontré dans les stomatites, les abcès sous-maxillaires, les abcès péridentaires (Lippmann, *Le Pneumocoque et les Pneumococcies*).

Le *streptocoque* se rencontre, d'après Dœrnberger, 45 fois sur 100 dans la bouche des enfants ; il appartient à des espèces qu'on a récemment essayé de différencier (Veillon).

Le *staphylocoque* se voit surtout dans les abcès de la bouche, dans les suppurations.

Si le *bacille de Friedlander* paraît être le moins redoutable des microbes pathogènes (*Hygiène et thérapeutique des maladies de la bouche*, Cruet), les recherches de Bernabei (*Centralbl. f. innere*, Munich, 1894, p. 864) ont montré que sur cent espèces pathogènes de l'enduit lingual, dans diverses maladies, il existait 33 fois le bacille de Friedlander, et 67 fois des espèces voisines du *bacterium coli*, du *bacille typhique* et du *vibrion septique*.

Parmi les microbes non pathogènes, encore appelés saprophytes, qui sont les hôtes habituels de la cavité buccale, citons le *leptothryx buccalis*, le plus banal des microbes de la bouche et le plus long (30 à 50 μ.) ; on le retrouve dans les dépôts de tartre et dans les caries de la dent (Leber et Rottenstein).

Le *bacterium termo*, bacille court, mobile, qui se tient surtout au niveau du collet et des interstices dentaires ; c'est un saprogène.

Le *vibrio rugula*, un saprogène également, est un hôte fréquent de la bouche ; de même pour le *spirochète denticola* et le *streptocoque de la salive* auxquels les expériences ont attribué une innocuité parfaite.

Certains auteurs ont fait des recherches sur les micro-organismes de la carie dentaire ; le procédé le meilleur pour cela, est d'examiner directement sur les lamelles les frottis faits avec la pulpe. Si l'on veut faire des coupes, il vaut mieux se servir du microtome à congélation.

Miller a fait porter ses recherches sur 250 cas, environ. Il a constaté dans les pulpes enflammées, toujours la présence de cocci. Lorsqu'il y a du pus, l'infection est mixte ; on y trouve les spirochètes et les spirilles. Une espèce assez semblable de forme, au bacille du charbon, est fréquente dans les pulpes malades. La notion qui ressort de ces recherches, est qu'il s'agit d'infection mixte.

Lorsqu'il y a périostite aiguë (la fluxion), on trouve les organismes pyogènes vulgaires. Schreier a trouvé huit fois le pneumocoque en culture pure, sept fois le pneumocoque associé au staphylocoque blanc pyogène, trois fois ce dernier, une fois le staphylocoque doré, une fois le streptocoque. Le pneumocoque serait donc l'agent pathogène de la périostite aiguë, d'après ces recherches.

Signalons enfin les microbes de la carie recherchés et décrits par Miller, Vignal et Galippe ; tous ces bacilles saprophytes se rencontrent à l'égal des pathogènes dans les adénites ; on y a signalé la présence du *spirille* de la salive, et l'odeur infecte de certaines de ces adénites suppurées serait due justement à la présence de ces saprogènes (bacterium termo, vibrio rugula), et à celle du tétragène que Biondi, Vignal, Podbiesky ont signalé dans la salive à l'état normal, et qu'on trouve fréquemment dans les abcès buccaux ou dentaires.

Tous ces bacilles voient leur virulence s'exalter ou diminuer non seulement sous l'influence des causes extrinsèques que nous avons énumérées plus haut, mais encore en raison des associations qu'ils forment.

D'après Dittrich, la concurrence vitale entre les saprophytes et les pathogènes se terminerait par la mort de ces derniers.

Ces microbes, qui sont à l'état habituel les hôtes de notre bouche, ne deviennent virulents que dans certains cas ; il est bien évident, en effet, que tous les individus porteurs de dents cariées ne sont pas atteints des adénites qui font l'objet de notre étude. Il faut pour cela un état de réceptivité du milieu buccal qui n'est qu'un reflet de celui de l'organisme.

L'étiologie latente de cette réceptivité nous est assez connue pour que nous n'y insistions pas.

C'est en premier lieu l'hérédité qui sert à expliquer un grand nombre de faits relatifs à la prédisposition ou à l'immunité morbide. On voit certaines familles contracter, avec la plus grande facilité et pendant plusieurs générations, certaines maladies infectieuses. De même qu'il y a des familles de tuberculeux, il y a des familles de diphtériques, de scarlatineux, d'érysipélateux. Reviliod a justement insisté sur la prédisposition familiale à la diphtérie.

L'état de scrofule (terrain pour la tuberculose), dont on a beaucoup abusé comme cause efficiente joue comme cause latente un rôle dont on ne saurait méconnaître l'importance, non plus que tous les états de décalcification, et même d'infection, qui ont un double rôle ; en même temps que ces états créent une réceptivité particulière pour l'organisme à l'infection, ils déterminent une prédisposition à la carie des dents dont ils diminuent la résistance, tandis que les réactions chimiques destructives augmentent d'importance, et que les bacilles deviennnent plus virulents.

M. Cruet désigne certaines de ces stomatites évoluant chez un sujet atteint d'une affection générale, de l'épithète de toxi-infectieuses, entendant par là que l'état général, scrofulo-tuberculose, par exemple, met l'individu en état de réceptivité et que la localisation se produit aux points vulnérés par les agents pathogènes. La prédisposition à certains accidents, tels que la nécrose, les stomatites, reconnait une intoxication préalable, soit par des toxines, soit par des poisons chimiques (tels que le mercure, le phosphore), dont l'action est identique et consiste à préparer chez l'individu un état de moindre résistance ; vienne du côté de la bouche une infection banale, l'individu fera de la nécrose (phosphore), ou de la stomatite (mercure).

L'âge est un facteur important à considérer ; les ganglions s'infectent plus facilement chez l'enfant que chez tout autre par suite de leur suractivité fonctionnelle à cette époque, et des causes multiples d'infection qu'ils présentent.

Chez nombre d'enfants, la chute des dents temporaires et l'évolution des dents permanentes est une cause d'adénites ; le travail fait par Starck à la policlinique d'Heidelberg, montre que sur 100 enfants atteints d'adénites cervicales, chez 41 il y a correspondance absolue entre ces ganglions et des caries dentaires. R. Petit, dans sa thèse sur la tuberculose des ganglions du cou (Paris, 1897), constate aussi, que si les ganglions tuberculeux du cou peuvent se rencontrer à toutes les périodes de l'existence, ils sont plus communs dans l'enfance et dans l'adolescence.

De 5 à 14 ans, l'adénite d'origine dentaire est fréquente pour diminuer ensuite jusqu'à 30 et 40 ans, et devenir exceptionnelle chez le vieillard.

Or, c'est de 5 à 14 ans que tombent les dents temporaires, et sans vouloir entrer dans des détails de lésions anatomo-pathologiques, on sait, ainsi que le fait remarquer M. Mainguy, que ces dents subissent un travail de résorption qui agit doublement, et sur leur extrémité radiculaire, et sur leur extrémité coronale ; il se produit donc une sorte de manque de nutrition qui a pour conséquence de raréfier le tissu dentaire coronal, de faire disparaître l'émail de protection et de produire l'infection de la cavité pulpaire ; au moment de leur chute, les dents temporaires sont le plus souvent atteintes de caries pénétrantes.

C'est en même temps qu'a lieu la sortie de la dentition permanente, et nous devons être brefs sur les accidents qu'elle peut entraîner ; nous savons combien l'infection est capable de s'installer facilement, soit par pénétration sous-gingivale des éléments infectieux, grâce à un simple amincissement, ou à une véritable perforation de la gencive.

Si nous y joignons le peu de soins hygiéniques que prennent de leur bouche les enfants, par manque de raison, nous comprendrons que l'adénite d'origine dentaire soit particulièrement fréquente dans le jeune âge.

Nous rapportons d'ailleurs deux observations qui montrent, l'une, le rôle de la carie des dents temporaires, l'autre, le rôle de l'évolution des dents permanentes dans la production des adénites cervicales chez l'enfant ; nous rappellerons en outre que M. de Grandmaison, lors de sa communication à la Société de Stomatologie (16 octobre 1899), sur les adénites et lymphangites cervico-faciales en rapport avec les inflammations septiques de la cavité buccale, rapporta que ses propres enfants avaient eu des adénites cervicales à l'époque de la sortie des grosses molaires.

Enfin, les recherches de Sanarelli ont conduit à attribuer à la salive des propriétés bactéricides ; cette théorie a été reprise par Valude, Muller, Hugenschmidt ; ces propriétés bactéricides semblent indirectes, la salive mélangée aux produits solubles sécrétés par les microbes qu'elle contient provoquant une abondante diapédèse de globules blancs et par suite une abondante phagocytose.

Mr Cruet (*Hygiène des maladies de la bouche et des dents*) attribue à la salive un rôle mécanique de désinfection. La sécrétion salivaire balayerait les microorganismes, les enrobant dans l'épithélium et le mucus.

Quoi qu'il en soit de ces théories, le rôle chimiotactique de la salive semble incontestable ; s'il vient à disparaître ou seulement à s'affaiblir, les microbes proliféreront d'autant.

Telles sont les principales causes générales ; les causes locales sont ou spéciales au milieu, ou semblables aux causes d'infection du reste de l'organisme.

Causes locales ; c'est l'inflammation, soit de toute la muqueuse buccale, soit, dans les adénites suites de périostites ou d'évolution de dent de sagesse, du périoste des dents malades ou des parties voisines qui servira de porte d'entrée ; d'autres fois, ce sera un traumatisme qui sera la cause efficiente (exploration, intervention maladroite ou septique, et c'est le cas, sur lequel nous n'insisterons pas, de l'adénite consécutive à l'extraction d'une dent pratiquée avec un davier infecté); le traumatisme agit d'abord par les solutions de continuité créées dans les téguments et qui ouvrent la porte aux microbes, puis en formant des cavités anfractueuses où les germes prospèrent dans le sang et les sérosités épanchées, les éléments anatomiques irrités ou mal nourris n'ayant plus qu'une résistance précaire. Cet accident est d'ailleurs peu fréquent, et lorsqu'il arrive, il est plus juste de le considérer comme l'évolution naturelle de l'infection que l'extraction n'a pu arrêter dans sa marche.

Ce sera aussi le froid, qui exaltera la virulence des

microbes. L'adénite *a frigore* n'est plus guère de mode ; il faut toujours pour la produire le bacille intermédiaire ; il n'en est pas moins vrai que le coup de froid, le coup de chaleur peuvent provoquer le développement d'infections, en troublant la nutrition, en changeant la vie des cellules ; la résistance de l'organisme dépend d'un ensemble complexe de faits.

Dans les adénites résultats d'une arthrite alvéolaire, ou de l'évolution de la dent de sagesse, le processus est simple et la porte d'entrée non douteuse ; c'est le périoste qu'il faut incriminer, parfois aussi la voie gingivale, et fréquemment les deux combinés, mais la périostite alvéolo-dentaire est rare en tant que primitive ou essentielle, si elle existe. Si nous nous trouvons en face d'une périostite traumatique, si nous avons affaire à une périostite suite de pulpite, dite primitive, succédant à un choc, ce qui est peu fréquent, l'inflammation dont le périoste est le siège, l'adhérence moins intime de la dent, créent des portes d'entrées suffisantes aux germes infectieux.

L'adénite qui en sera la suite ne prendra le plus souvent qu'une importance d'épiphénomène, masquée qu'elle sera par des accidents plus graves du côté de la dent : l'abcès, la vulgaire fluxion.

S'il s'agit d'une adénite par évolution de la dent de sagesse, on est d'accord aujourd'hui pour accepter la théorie de Redier et Cruet qui fait des accidents de la troisième molaire des accidents de simple infection ; la porte d'entrée sera un point gingival, aminci, éraillé et la généralisation se fera soit par la gencive, soit par l'intermédiaire du périoste.

Ce que nous devons étudier spécialement, ce sont les modes de pénétration des bacilles lorsqu'il s'agit d'une carie pénétrante, à pulpe découverte ou détruite, et ne donnant lieu à aucun accident.

On admet que toute dent dont la pulpe est à découvert est plus ou moins infectée ; cette infection minime dans le cas de vitalité de la pulpe, considérable dans les dents, mortes donne toujours un certain degré de périostite qui peut être la porte d'entrée de l'infection ; cette périostite est toujours évidente lorsqu'on pratique l'extraction d'une dent atteinte de carie pénétrante.

Si la pulpe est vivante (et il faut bien insister sur ce point qu'il peut y avoir une périostite intense sans destruction complète de la pulpe ni de sa vitalité), et si l'infection choisit la dent elle-même et non le périoste comme porte d'entrée, quel chemin suivra-t-elle ? Jusqu'à nouvel avis, nous devons considérer la pulpe comme privée de vaisseaux lymphatiques ; l'infection suivra donc la voie veineuse ; arrivée à l'apex, où, nous l'avons vu, les anastomoses sont très nombreuses, les bacilles suivront soit la continuation de la voie initiale, soit la voie gingivale, ou bien ils envahiront encore le périoste.

Si la pulpe est détruite, les bacilles iront directement infecter l'alvéole et nous devons remarquer en passant quelle belle source de produits infectieux constitue une dent dans de pareilles conditions.

La dent cariée par suite de sa perte de substance offre des arêtes aiguës et voilà un autre processus d'infection ; à la suite d'une ulcération produite, et le plus souvent entretenue par la dent, on peut voir survenir une adénite cervicale correspondante.

J'en citerai une observation : il s'agissait d'un jeune homme de 19 ans qui depuis plusieurs années avait constaté la présence d'une petite glande sous l'angle du maxillaire inférieur droit, à la suite de douleurs de dents.

Il vint nous trouver parce que depuis trois semaines l'adénite avait fait de rapides progrès. Il présentait alors une tuméfaction siégeant au niveau de l'angle de la mâchoire, s'étendant en haut jusqu'au tragus, en avant jusqu'au bord antérieur du masséter, en bas jusqu'au bord du maxillaire, en arrière jusqu'au bord postérieur du sterno-cleido-mastoïdien ; la peau était dure, rouge ; la palpation profonde permettait de constater la présence d'une masse arrondie séparée de l'angle de la mâchoire par un sillon, et due à l'engorgement des ganglions sous-sterno-mastoïdiens à ce niveau ; pas de ganglion dans la loge sous-maxillaire ; dans le creux sus-claviculaire, une chaîne de ganglions durs, facilement isolables.

Lorsqu'on faisait ouvrir la bouche au malade, on constatait la présence d'une ulcération siégeant à la face interne de la joue, irrégulière, d'environ un demi-centimètre dans son grand diamètre et en regard de la deuxième molaire supérieure droite.

Celle-ci offrait un bord tranchant, s'étant cassée quelque temps avant l'aggravation des phénomènes que nous venons de décrire.

La dentition générale était bonne à part cette molaire et la deuxième molaire supérieure droite cariée depuis longtemps.

Voilà donc un exemple bien net d'infection constante et de la longue date, qui reçoit un coup de fouet et entre dans la période des complications sous l'influence de la crèation d'une nouvelle porte d'entrée pour les germes septiques.

D'autre part, il n'est pas absolument besoin d'une érosion visible à l'œil nu, qu'elle soit jugale ou gingivale, pour servir de porte d'entrée à l'infection ; quelque minime que soit la lésion, elle est suffisante ; la lymphangite peut éclater après la cicatrisation ; on connaît aujourd'hui l'importance des micro-traumas, et Verneuil a démontré le rôle de l'auto-inoculation interstitielle ; l'érosion la plus minime et qui ne laisse pas de traces, en tel milieu, au contact de tels virus, suffit à ouvrir la voie à l'empoisonnement organique ; ainsi s'expliquent les lymphangites tardives que décrit la thèse de Jouet (1887) ; comme dans l'exemple cité plus haut, on voit une longue période d'incubation, faire place à une poussée aiguë sous l'influence d'une nouvelle irritation ou même sans cause appréciable. On peut voir l'infection se produire, comme dans le cas d'accidents de la dent de sagesse sans qu'il y ait perforation de la gencive, mais simplement ainsi que l'a montré Metchnikoff, passage, filtrage, en quelque sorte, des bacilles à travers les tissus, ici la gencive amincie.

De tels processus sont moins fréquents ; néanmoins, à côté des origines manifestement dentaires de certaines adénites et qu'on peut résumer en deux stades : carie pénétrante, adénite, on rencontrerait nombre de ganglions du cou qui ont succédé à une érosion plus ou moins vite cicatrisée ; un examen scrupuleux des arcades, un interrogatoire minutieux permettraient encore de distraire du domaine de la scrofule nombre d'adénites qui lui sont arbitrairement attribuées.

Nous comprenons ainsi la marche que suivent les microbes pour arriver de la cavité buccale, dans les ganglions du cou ; cette marche nous est révélée par la connaissance anatomique de la région qui nous occupe et par l'expérimentation dont nous ne rapporterons que quelques exemples.

Verneuil et Clado (Leber, *Arch. de Graefe*, vol. XXVIII) ont démontré que les microbes de la salive peuvent s'engager dans les vaisseaux lymphatiques, atteindre les ganglions et se mélanger au pus des adénites cervicales. Plusieurs fois, en effet, ces auteurs ont trouvé des spirilles d'origine buccale dans les phlegmons sous-hyoïdiens dont on connaît les tendances septiques et gangréneuses, tendances qu'ils tiennent peut-être des germes associés.

Kerner, de Berlin (cité par Morgan, *Gaz. hebdom. de méd. et de chir.*, 3 octobre 1899), d'autre part, ayant anesthésié des chiens, altéra la pulpe d'une dent et y déposa du bleu de Prusse ; il fit suivre cette opération de l'occlusion de la dent ; au bout de deux ou trois jours, après avoir sacrifié le chien, on examina au microscope les ganglions dépendant anatomiquement du territoire de la dent ; on trouvait à la coupe des traces manifestes d'infiltration du bleu.

Si nous suivons l'opinion des auteurs du *Traité de l'actinomycose humaine,* MM. Poncet et Bérard, nous voyons qu'ils signalent comme un signe de l'actinomycose, l'absences d'adénites. Mais d'autres auteurs sont moins affirmatifs ; Bard ne parle plus que de la rareté de l'infection des voies lymphatiques. Heydenreich d'autre part, dans l'actinomycose des mâchoires, signale la possibilité d'adénites sous-maxillaires, d'infection de proche en proche, et Poncet et Bérard eux-mêmes, admettent les adénites de voisinage, purement inflammatoires ou résultant d'infections secondaires, par staphylocoques, streptocoques. Enfin la ressemblance des lésions actinomycosiques dans les formes sous-maxillaires, avec les adénites tuberculeuses, signalée par ces mêmes auteurs, et la porte d'entrée commune de l'infection, nous font un devoir d'insister sur les quelques exemples d'adénite dans l'actinomycose qui sont signalés.

On reconnaît généralement à l'actinomycose la carie dentaire comme porte d'entrée dans l'organisme ; Israël, Ponfick, Heydenreich, Kirmisson, se rangent à cette opinion. Murphy a pu, en explorant des lésions du parasite, introduire une sonde par l'alvéole d'une dent récemment extraite, jusque dans un foyer mycosique de la région cervicale ; Partch et Israël ont trouvé le mycélium de l'Oospora dans les canaux radiculaires d'une dent malade. Cette théorie à laquelle M. Poncet oppose quelques exceptions dans lesquelles la dent était complètement saine, mérite cependant de ne pas être rejetée sans examen ; il faut également faire la part des ulcérations produites par les dents cariées et tenir compte de la coïncidence de l'actinomycose chez l'homme avec l'éruptionde la dent de sagesse.

La pénétration du germe infectieux ayant lieu par la

voie dentaire, on constate dans les formes temporo-maxillaires, sous-maxillaires ou cervicales, les seules dont nous ayons à nous occuper ici, un des premiers symptômes consistant dans les douleurs dentaires qui peuvent être assez violentes et assez tenaces pour simuler une périostite aiguë.

Le parasite, une fois entré dans l'organisme, progresse par continuité; il s'ouvre des trajets multiples à partir du point d'inoculation, et le sens de la progression du champignon est commandé par la plus ou moins grande résistance des tissus à sa pénétration. L'infection des voies lymphatiques et l'engorgement des ganglions lymphatiques du cou est, par suite de ce mode de progression, des plus rares ; quoique le parasite choisisse souvent le trajet des fentes lymphatiques pour pousser plus avant ses lésions, il n'y laisse généralement pas de traces. Encore aujourd'hui, on compte les lymphangites et les adénites mycosiques (un cas de Macaigne, en France) ; on avait prétendu, quand on croyait au déplacement des grains jaunes, qu'ils étaient trop volumineux pour les canalicules de la lymphe ; on n'a plus aujourd'hui d'explication à donner de cette rareté. La voie sanguine, qui est à peu près la seule qui serve au transport des lésions métastatiques pourrait aussi nous expliquer des péri-adénites, lointaines du point d'inoculation. En tous cas, quelque rare que soit le ganglion mycosique, nous devions le signaler, d'autant plus que le ganglion paramycosique dû à une infection également d'origine dentaire, si nous pouvons ainsi l'appeler, n'est plus si difficile à rencontrer, constitué qu'il est par une infection banale associée, et rentre lui aussi, dans le cadre de notre étude.

CHAPITRE IV

ANATOMIE PATHOLOGIQUE

L'anatomie pathologique des ganglions du cou est bien connue : aussi, avant de l'aborder en lui donnant toute l'importance qu'elle mérite, devrons-nous dire un mot des lésions observées dans les dents ou à leur voisinage, lésions dont l'étude a été fort négligée jusqu'ici. Starck, dont nous avons plusieurs fois cité le travail, a trouvé des bacilles dans la cavité de plusieurs dents cariées, et des bacilles de la tuberculose ; dans un cas. il a pu constater à l'examen histologique des nodules tuberculeux entre les racines d'une molaire extraite au cours d'une opération pour adénites cervicales chroniques.

La lésion intermédiaire à la dent et au ganglion, la lymphangite, fait souvent défaut ; les cas sont fréquents où les agents septiques sont en trop petite quantité pour irriter le vaisseau qu'ils ne font que traverser, d'autant que ce passage peut être rapide, comme nous l'avons vu par une expérience relatée plus haut.

L'intérêt réside spécialement dans la constatation des

lésions ganglionnaires. Ces lésions peuvent être classées de la manière suivante: l'adénite est simple, c'est-à-dire causée par le microbe habituel de l'infection, ou bien causée par le bacille de la tuberculose dont on mettra à part les manifestations ; dans les deux cas l'adénite peut être aiguë ou chronique.

Dans l'adénite aiguë, on voit toujours prédominer une lésion de voisinage, la périadénite, que nous devons brièvement décrire. Le tissu conjonctif péri-ganglionnaire est le siège d'une irritation hypertrophique très accusée qui entraîne la soudure des ganglions voisins, d'où formation de masses volumineuses lobulées qui ne se fusionnent pas, et ne perdent ni leur individualité, ni leurs limites propre. Cette périadénite, d'abord simple, crée une gaine adhérente au ganglion, puis elle suppure. On comprend facilement sa pathogénie, puisque Cornil et Babès ont écrit qu'on trouve toujours des germes infectieux disséminés dans la coque périganglionnaire et que, d'autre part, ils s'agglomèrent dans les vaisseaux afférents au pourtour du ganglion enflammé qui n'est plus perméable. L'hypothèse de Follin qui fait naître la péri-adénite de la rupture du ganglion abcédé, est contraire, en général, à la constatation maintes fois faite de phlegmons péri-ganglionnaires isolés.

Dans l'adénite cervicale aiguë, d'origine dentaire, le ganglion passe par les phases d'induration ou d'engorgement et de suppuration, ayant comme période intermédiaire la phase de ramollissement.

A la période d'induration, le ganglion est dur, gonflé,

couleur de chair musculaire ; les vaisseaux sont dilatés, rompus par endroits ; les cellules prolifèrent, et il y a un notable épaississement des travées conjonctives. Les lésions peuvent s'arrêter là ; l'excédent des globules blancs se disperse et se résorbe ; la congestion peut disparaître, et l'on voit le ganglion reprendre ses caractères habituels ; mais plus fréquemment l'induration persiste ou le ganglion arrive à la suppuration ; la rougeur devient plus sombre, violette, la trame du ganglion est friable, et la plus légère pression la déchire ; il y a diapédèse de globules rouges qui forment un manchon autour des vaisseaux ; des îlots purulents, jaunâtres, se détachent sur le fond ganglionnaire ; les foyers se réunissent par suite de la dégénérescence des travées, et le ganglion n'est plus qu'une coque distendue par une collection purulente ; cette fermentation n'offre pas des caractères assez particuliers pour nous arrêter plus longtemps. Après la suppuration, les ganglions restent indurés ; on ne sait encore s'ils peuvent se régénérer. (Bayer, *Zeitschrift f. Heilk*,, 1888, VII, 5 et 10.

L'adénite chronique simple nous intéresse plus, à cause des confusions qui sont parfois faites entre elle et l'adénite tuberculeuse.

Si l'on procède à une dissection attentive, on trouve autour des ganglions une couche épaisse de tissu cellulo-adipeux qui les grossit ; plus tard, la graisse disparaît et il devient malaisé de délimiter le ganglion adhérent et étroitement uni à sa coque, fibreuse, blanchâtre, épaisse. Les ganglions sont volumineux, de couleur rouge violacé avec un centre gris jaune. A ce moment, les travées périvasculaires du système caverneux sont augmentées d'épaisseur et le parenchyme folliculaire présente une atrophie qui peut mener à une disparition complète. Parfois, selon Cornil et Ranvier, on n'en trouve plus que des îlots disséminés de forme irrégulière, qui siègent surtout à la périphérie du ganglion.

A ce moment, l'adénite chronique évolue vers la sclérose, la lipomatose, la calcification, à moins que la suppuration ne s'installe, les vacuoles du parenchyme s'agrandissant et se fusionnant.

Dans la sclérose, les ganglions sont grisâtres ou d'un blanc mat ; leur tissu induré leur assure une complète imperméabilité ; parfois ils s'entourent de tissu adipeux, et subissent une dégénérescence graisseuse dont Weber fait une « pseudo-lipomatose des ganglions ».

Si l'adénite chronique aboutit à la calcification, le processus a lieu en masse ou par nodules ; les infiltrations calcaires constituent de vraies masses pierreuses solubles en partie dans l'acide chlorhydrique.

Dans notre chapitre d'étiologie, nous avons eu en vue l'infection du ganglion par l'agent, quel qu'il fût, et le mécanisme de cette infection ; dans la description de l'anatomie pathologique du ganglion tuberculeux nous voyons une modalité de cette infection. Aussi réserverons-nous certaines considérations d'étiologie et de pathogénie du ganglion tuberculeux pour notre alinéa du diagnostic différentiel. Si le cadre de notre étude en souffre, nous éviterons du moins des redites qui seraient sans cela indispensables lorsqu'il nous faudra faire la part de ce qui revient à la tuberculose et à l'inflammation simple dans les adénites cervicales.

Les lésions tuberculeuses des ganglions sont assez communes ; elles comprennent aujourd'hui toutes les adénites caséeuses, les anciennes écrouelles scrofuleuses; et la distinction ancienne entre les ganglions tuberculeux proprement dits et les ganglions simplement strumeux n'est plus admise aujourd'hui, dit Bard ; cette destruction de frontières de répond pas, nous le verrons, tout à fait à la réalité. Comme la clinique et l'anatomie pathologique ne donnent aucun signe qui permette de distinguer ces deux affections, on peut réunir dans une même description l'adénite tuberculeuse et l'adénite scrofuleuse, et pour le moment considérer, quelle que soit la forme, l'évolution de la tuberculose dans le ganglion lymphatique, trois âges successifs dans cette évolution. Ce sont la période des granulations grises celle du ramollissement, celle de la caséification et des abcès froids. A côté de ces stades destructeurs, un processus d'inflammation périttuberculeuse qui peut donner en définitive une sclérose curatrice ; ces stades rendent compte de ce qu'on peut rencontrer dans les coupes pratiquées sur des ganglions hypertrophiés, à tubercules miliaires, caséeux, fibreux, calcifiés.

Lors de la première période, le volume des ganglions tuberculeux augmente peu ; il suit à cette époque l'évolution de l'inflammation périttuberculeuse ; mais, si la réaction congestive est intense, le ganglion grossit, durcit et se remplit d'un suc lactescent qui est plus ou moins coloré par le sang. De place en place, on trouve des espaces grisâtres ou jaunâtres; les granulations tuberculeuses, isolées ou en îlots, ne se détachent que très peu ; on les reconnaît à leur aspect plus opaque et l'œil nu, même, les découvre rarement; il faut le microscope pour en constater la fréquence.

C'est à l'embouchure des lymphatiques afférents, dans le tissu réticulé des follicules et même à la surface des ganglions, parfois autour des afférents eux-mêmes, qu'on rencontre les granulations ; pour les constituer, les cellules lymphatiques se tassent, s'atrophient et s'infiltrent de granulations ; les cellules géantes naissent des capillaires sanguins oblitérés ; le stroma réticulé et les cellules lymphatiques s'unissent intimement, et par leur cohérence constituent une masse destinée à devenir caséeuse, qu'émaillent de place en place les cellules géantes.

Les granulations, par leur groupement, donnent naissance aux nodules, et parfois on y retrouve encore des petits îlots ou tubercules colloïdes que constituent un amas de cellules lymphatiques, grosses, claires, non nucléées.

Les capillaires sanguins qui entourent les nodules, dans la zone d'inflammation pérituberculeuse, sont dilatés ; le système caverneux est distendu par de grosses cellules ovoïdes qui viennent de l'endothélium ou des cellules lymphatiques.

Dès ce moment, on voit commencer la si fréquente sclérose du tissu réticulé ; elle forme des îlots clairs, transparents sur la coupe.

Les bacilles se rencontrent surtout dans les cellules géantes, et encore pas dans toutes ; ils sont toujours rares, et même, dans la période caséeuse, ils peuvent manquer tout à fait, mais il est rare que les bacilles soient limités aux ganglions ; on les voit dans la coque épaissie, au niveau des follicules frappés de tuberculose ; ils se tiennent autour de la capsule dans le tissu périphérique.

Les granulations confluentes deviennent caséeuses et se ramollissent. A ce moment, les ganglions grossissent ; à la coupe, on trouve leur surface parsemée d'îlots jaunâtres, presque sphériques, parfois irréguliers, qui sont formés d'une matière à demi liquide, qui deviendra plus tard une bouillie ; on y trouve des cellules épithéliales gonflées polynucléaires, des cellules lymphatiques granuleuses et des granulations graisseuses ; il y a autour des îlots une coque fibreuse qui est soudée par endroits à la capsule du ganglion, le tout fortement épaissi.

La diffusion que nous avons indiquée, des bacilles dans l'atmosphère périganglionnaire, est cause que les lésions ne restent pas encapsulées. La krituberculose, analogue à la péri-adénite que nous avons décrite pour l'inflammation aiguë du ganglion, s'accroît. Les lymphatiques interganglionnaires s'épaississent et deviennent tuberculeux, il se produit ainsi d'un ganglion à l'autre une atmosphère tuberculeuse qui soude les ganglions entre eux, créant des masses bosselées, des cordons épais.

Le résultat fréquent de cette modification est la suppuration qu'expliquent la caséification et la suppuration d'origine prétuberculeuse.

Si l'abcès n'est pas très gros, il est encore enfermé dans une capsule de tissu ganglionnaire qui est atteint de sclérose ; si la suppuration est considérable, le ganglion se rompt, et la collection est presque toute située en dehors du ganglion ; si le volume de ces abcès est d'ordinaire d'une amande, d'une noix, il peut atteindre de bien autres dimensions et surtout produire des décollements étendus ; l'apparence du pus est celle du pus des phlegmons, mais plus souvent il est grumeleux, jaunâtre, et les tubercules à toutes les périodes de leur évolution se trouvent facilement dans leurs parois.

L'adénite cervicale tuberculeuse peut se terminer par la sclérose ; on voit alors le ganglion diminuer de volume au point de n'être plus qu'une petite masse dure ; la calcification qui est aussi une terminaison possible est plus rare, ou bien elle se mêle sous forme de grains calcaires au contenu caséeux.

Un fait intéressant à signaler dans l'histoire du ganglion cervical tuberculeux, c'est que les cellules géantes se développent toujours dans les follicules lymphatiques, à leur périphérie, jamais au milieu des petites cellules ganglionnaires qui les séparent. On sait que la lymphe arrive dans le ganglion par des vaisseaux pénétrant la périphérie de la glande ; la lymphe circule de là dans les ramifications de ces vaisseaux, dans les sinus lymphatiques corticaux ; de là, elle est collectée dans le réseau lymphatique du stroma du hile. Au niveau des sinus, la lymphe circule dans les espaces que traverse le tissu conjonctif qui doit ralentir son cours, et elle n'est séparée de la substance folliculaire que par l'endothélium des sinus.

Cela nous explique pourquoi le bacille de Koch produit des lésions à la périphérie de la glande et souvent au pourtour du follicule lymphatique.

Cornil et Ranvier n'admettent pas l'identité de l'adénite tuberculeuse et de l'adénite scrofuleuse. Et, pour eux, il y a dans la tuberculose au début, une inflammation produite par les grosses cellules accumulées dans le sinus lymphatique, et siégeant dans les granulations ; l'adénite interstitielle généralisée est au contraire la conséquence de la scrofulose. Il n'y a là qu'une vue de l'esprit sans portée pour la pratique et pour la clinique.

La rareté d'adénites actinomycosiques vraies par suite de la progression par continuité du parasite, et sur laquelle nous nous sommes suffisamment expliqué, nous dispense d'insister ici, ainsi que dans le prochain chapitre, sur ces lésions, non plus que sur les adénites qui accompagnent parfois l'actinomycose cervico-faciale et qui sont dues alors à une infection secondaire, d'un type analogue à celui que nous connaissons déjà.

CHAPITRE V

SYMPTOMATOLOGIE. — COMPLICATIONS

Les symptômes des adénites cervicales d'origine dentaire diffèrent un peu, selon les formes que le praticien est appelé à considérer. On peut, et il le faut pour la clarté de l'exposition, adopter la description des grands types moyens.

L'adénite aiguë, qu'elle survienne d'emblée ou soit précédée d'une lymphangite, se caractérise par un gonflement des ganglions qui deviennent durs, arrondis, douloureux ; ces ganglions roulent sous le doigt et l'on constate des tumeurs qui varient de la grosseur d'un pois à celle d'une noix, et qui sont indépendantes, séparées les unes des autres ; la peau qui les recouvre est normale, sans rougeur ; elle n'est pas adhérente, parfois, les phénomènes s'arrêtent, l'adénite évolue alors vers la guérison ; la douleur diminue, et, avec elle, mais beaucoup plus lentement, la tuméfaction.

Si la terminaison est moins favorable, et si l'on voit la suppuration s'installer, la fièvre apparaît ; les mouvements du cou, déjà gênés par la tumeur, sont presque impossibles ; le ganglion augmente encore de volume mais il devient moins dur, moins mobile, moins délimité ; il se fixe, il s'estompe dans l'atmosphère d'inflammation qui l'entoure et qui n'est autre que la péri-adénite ; cette gangue de péri-adénite l'a bientôt relié aux glandes voisines ; la région prend un aspect bosselé, dû aux reliefs ganglionnaires qui se dégagent de la masse enflammée dans sa généralité. La peau rougit, s'épaissit, adhère au phlegmon sous-jacent ; au niveau des ganglions, au contraire, elle s'amincit au point de n'être plus qu'une simple lamelle prête à se rompre. Comme il est très rare que l'adénite suppure seule sans associer à elle le tissu qui l'environne, le plus souvent, l'adéno-phlegmon est constitué.

Les ganglions de la région étant sous-aponévrotiques, la fluctuation met longtemps avant de devenir évidente ; pour la percevoir, il faut immobiliser la tumeur en la fixant contre une paroi osseuse, et rechercher profondément par une palpation attentive, la fluctuation.

Souvent on se méprend sur la quantité de l'épanchement purulent : on serait tenté de laisser évoluer encore l'abcès qu'on suppose minime, alors que le pus est en grande abondance, et a déjà fusé au loin.

En général, l'abcès ganglionnaire une fois ouvert tend de lui-même à la cicatrisation, à moins que la dent qui lui a donné naissance ne continue à entretenir l'infection ; la plaie alors se couvre de fongosités et devient fistuleuse. Mais il peut aussi arriver que la dent enlevée et la cicatrice buccale faite, l'abcès ganglionnaire persiste comme centre d'infection chronique et devient justiciable d'un traitement spécial.

La forme diffuse de l'adéno-phlegmon n'est pas rare au cou : elle envahit la chaîne ganglionnaire profonde et produit une multitude d'abcès; le pus s'infiltre en nappes entre eux et y crée autant de décollements ; il y a sphacèle du tissu cellulaire soulevé, et il se forme ainsi de larges cavités anfractueuses qui ne se réparent que fort lentement, si le malade n'a pas succombé ; c'est dans de telles formes qu'on a vu survenir l'ulcération des carotides ou de la jugulaire, complications vasculaires sur la gravité desquelles il n'est pas besoin d'insister. Nous rapportons deux observations de variété de phlegmon, à issue différente.

L'adénite chronique peut succéder, nous l'avons vu, à l'adénite aiguë ; le plus souvent elle est insidieuse et s'établit peu à peu. On n'y perçoit que peu de symptômes nets ; la région est le siège d'un empâtement, d'une gêne, d'une douleur vague lorsque le malade fait mouvoir la tête ; dans les régions où siègent les grappes ganglionnaires, on sent sous la peau normale de petites tumeurs sphériques indolores ; elles sont plus ou moins nombreuses, mais en général, leur taille ne dépasse pas celle d'une petite noix, elle est même souvent inférieure. Ces pléiades peuvent se résoudre, et au bout d'un temps plus ou moins longs, on voit ces ganglions diminuer de volume, si l'on a supprimé la cause qui produisait l'infection. Le plus souvent, elles restent stationnaires, à moins qu'une poussée aiguë ne survienne.

La pression laisse ces ganglions insensibles : mais ils ressentent le contre-coup de toute irritation qui porte sur la lésion originelle ; l'infection augmente-t-elle du côté de la dent, le froid, un traumatisme vient-il accroître la périostite histologique et insoupçonnée au point de lui constituer une personnalité clinique, il se produit dans le ganglion une série de poussées subaiguës qui peuvent avoir la suppuration comme aboutissant. Avec le temps, si ces ganglions ont échappé à la suppuration, ils durcissent encore, diminuent de volume sous l'influence de la sclérose.

L'adénite tuberculeuse peut débuter d'une manière aiguë, mais le plus souvent aussi elle ne s'établit que peu à peu. Son début ne se précise que difficilement, car les malades ne viennent souvent que lorsque les symptômes sont des plus nets. Tout d'abord, on constate qu'un ou plusieurs ganglions sont augmentés et forment des petites tumeurs mobiles sous les téguments ; ces ganglions sont bien séparés les uns des autres, tout en étant groupés dans la même région ; le plus souvent, on en rencontre de dimensions diverses, les uns à côté des autres ; ils sont durs, roulent sous le doigt, et leur indolence est, en général, complète ; s'il y a douleur, elle est vague et sans précision. Lorsque les ganglions se développent sous le sterno-cleido-mastoïdien, ils passent, à ce moment, facilement inaperçus ; ils déterminent seulement un léger relief du muscle, un élargissement du cou ; d'ordinaire, cependant, une palpation attentive permet de déceler la présence des glandes engorgées dans la profondeur.

Un peu plus tard, la tuméfaction augmente, la déformation de la région s'accentue et l'on voit des soulèvements de taille plus ou moins grosse, qui sont de consistance rénitente ; ils donnent la sensation d'un corps élastique. Autour de ces volumineux ganglions, on perçoit presque toujours d'autres grosseurs plus petites : tous sont séparés ; s'ils sont atteints de périadénite la fusion peut se faire.

L'inflammation du tissu qui entoure le ganglion peut, en effet, produire ce résultat ; il n'existe plus alors qu'une masse bosselée et irrégulière. Quand le sterno-mastoïdien cache cette masse, l'aspect, rappelons-le, est un peu dénaturé et l'on sent à travers du muscle le paquet formé par le ganglion. A ce moment encore, la masse est mobilisable et la peau non altérée. On voit, par suite de la disposition anatomique de la région, qu'il est possible que les nerfs du plexus brachial et ceux du plexus cervical puissent être lésés par compression ; le cas est rare.

Avec l'augmentation de la périadénite, la fermeté de la tumeur se généralise ; le paquet ganglionnaire se lignifie, tandis qu'auparavant, la consistance était inégale. La transformation qui s'accomplit dans l'intérieur du ganglion finit par intéresser le tissu de voisinage ; le pus qui s'est collecté cherche une issue au dehors et finit par filtrer dans la coque péri-ganglionnaire ; alors un abcès froid est constitué, qui se frayera un chemin vers la peau ; la collection est vraiment liquide et fluctuante ; la peau jusque-là intacte adhère bientôt, et s'amincit en devenant rouge puis violette. Cette évolution peut être parfois rapide et n'être due qu'au bacille de Koch sans qu'il soit besoin pour cela de l'association d'une infection secondaire.

Le pus qui s'écoule de l'adénite tuberculeuse, et la suppuration est une terminaison si fréquente lorsqu'on n'intervient pas, que nous ne la rangeons pas dans les complications, est tantôt séreux, un peu trouble, parsemé de grumeaux blanchâtres ; tantôt il est bien lié, crémeux, taché de stries de sang et rappelle plutôt celui d'une suppuration aiguë.

Lorsque la tumeur s'est vidée, la poche s'affaisse, mais l'écoulement persiste ; on voit des bourgeons charnus, grisâtres, envahir le fond de la plaie ; la peau est violette, mince, décollée ; elle adhère aux tissus sous-jacents ; plusieurs fistules peuvent coexister et n'être séparées que par des lambeaux cutanés ; mais bientôt la destruction de la peau est complète, et il reste une véritable perte de substance.

A ce moment, l'évolution est variable ; tantôt il persiste une suppuration indéfinie, tantôt la plaie bourgeonne, donne une cicatrice en creux, sinueuse, large, violette, adhérente aux parties profondes, reposant sur une base indurée qui demeure ; les récidives reprennent de temps en temps, se manifestant parfois seulement par la formation de croûtes sur des trajets fistuleux, mal éteints.

Les rémissions spontanées ne sont pas rares ; je dis

rémission car on voit peu souvent la guérison sans suppuration, et définitive, des adénites tuberculeuses. La forme aiguë des adénites tuberculeuses est la plus rare ; la forme chronique, à part quelques exceptions, affecte une lenteur toute particulière ; aux poussées, succèdent les périodes de calme, mais à chaque fois, dit M. Petit dans sa thèse, l'infection locale a fait un pas de plus ; de nouveaux ganglions sont pris et voilà autant d'étapes vers la fistulation définitive ou la difformité des cicatrices.

Si la guérison survient avant la suppuration, peu à peu il se produit une régression des ganglions sans qu'il se soient ramollis ; à l'âge de la puberté, il n'est pas rare de voir ainsi disparaître les glandes qui ont persisté durant l'enfance ; à leur place on trouve plus tard de petits noyaux indurés, fixes de longues années, et ce qui fait dire que ces guérisons sont plus apparentes que réelles, c'est que bien souvent lorsqu'on peut suivre ces malades un temps assez prolongé, on voit, même au bout d'un long espace de temps, se réveiller des poussées inflammatoires qui aboutissent à la suppuration. Les abcès ganglionnaires peuvent guérir aussi par une sorte de calcification.

Notons que Verneuil, Willerd (*Centralbl. f. chir.*, 1895, n° 47) ont émis l'opinion que les suppurations chaudes avec ouverture au dehors, que les microbes pyogènes, en un mot, étaient bactéricides pour le bacille de Koch ; c'est une théorie que repoussent Petit et Vassiliew.

Tels sont les grands symptômes des diverses variétés d'adénites, que nous avons ramenées pour la commodité de la description à quelques types généraux bien définis.

En pratique la classification des adénites d'origine dentaire est moins schématique, et il y a lieu de considérer plusieurs autres variétés d'adénites selon la lésion dentaire qui leur a donné naissance.

Ici, de nouveau et plus que jamais, nous devons rappeler que nous avons pris pour titre de notre étude « les adénites d'origine dentaire » et non « d'origine bucco-dentaire », ce qui nous permet de passer sous silence toutes les manifestations bucccales, gingivites, stomatites, capables d'engendrer des adénites ; elles sont connues et sortent du cadre de notre travail.

Parmi celles dont nous nous occupons, nous serons bref au sujet de certaines variétés dont l'histoire a été maintes fois écrite et que nous devons cependant mentionner.

Selon la cause occasionnelle de l'adénite, les formes diffèrent sensiblement tant dans leur symptomatologie que dans leur évolution et leur terminaison. Le praticien doit connaître les modalités que peut donner l'adénite d'origine dentaire et qui ne se distinguent en rien par leurs symptômes de celles provenant de lésions de la muqueuse buccale, ou des gencives, ou même de la peau de la face.

On peut dès maintenant signaler les adénites multiples en relation avec nombre de dents et de racines malades et formant un chapelet ganglionnaire énorme donnant au malade l'aspect d'un goîtreux.

Les adénites d'origine dentaire sont causées par une lésion, soit essentiellement dentaire, soit péridentaire, et dans ce cas, nous revenons malgré nous à décrire des adénites d'origine buccale, certaines arthrites n'étant que le résultat d'une infection buccale de voisinage.

Les arthrites de cause locale peuvent être divisées en périodontites traumatiques et périodontites septiques.

Dans la première classe, l'inflammation est le résultat d'un traumatisme dont les agents sont mécaniques, physiques ou chimiques.

On pourra voir l'adénite compliquer une périostite par traumatisme, que ce soit un choc violent sur le menton, le rapprochement brusque des deux maxillaires, la rencontre d'un corps dur caché dans les aliments.

Il n'est pas rare que l'adénite cervicale complique une périostite résultant de tentatives d'extraction infructueuses, et bien souvent, dans ce cas, en même temps que l'arthrite est d'origine traumatique, elle est aussi septique

Lorsqu'un traumatisme agit avec lenteur, les résultats sont les mêmes, et l'on peut rencontrer l'adénite, dans l'arthrite résultant d'une périostite provoquée par l'écartement de deux dents.

Citons encore les arthrites résultant d'une application trop considérable ou trop prolongée d'acide arsénieux appliqué dans le but de détruire la vitalité de la pulpe quoiqu'il s'agisse là à proprement parler plutôt d'une brûlure, ainsi que l'a fait remarquer M. Cruet.

Il va sans dire que les adénites, dans de telles périostites, sont rares et qu'il faut pour cela un état spécial de réceptivité à l'infection du malade ; néanmoins comme elles peuvent se rencontrer, il est bon que le praticien puisse penser à la possibilité de ces formes.

Les périostites septiques sont de beaucoup la variété la plus fréquente des adénites de cause externe ; elles sont produites par le contact de l'articulation avec des agents septiques. Selon que l'agent septique pénètre par le rebord gingival ou par le sommet radiculaire, on a des arthrites tartariques, consécutives à des caries pénétrantes, etc.

Le tartre agit d'une façon mécanique et septique tout à la fois ; au début, l'ablation du tartre suffit à assurer la guérison ; plus tard les lésions sont irréparables, et une partie plus ou moins grande de la racine reste définitivement à découvert : c'est une porte ouverte aux agents infectieux.

Les soins dentaires pratiqués avec des instruments sales, le cure-dent, par les blessures qu'ils causent peuvent occasionner une arthrite septique.

Certaines manœuvres, je veux parler, lors de l'extraction de la pulpe, de l'issue hors du foramen, de la sonde ou du tire-nerfs, blessent l'articulation et lui déversent les produits septiques ; il arrive encore qu'une sonde munie d'un coton trop serré refoule dans un canal radiculaire les produits septiques qui s'y trouvent ; ils s'échappent par le foramen et vont se répandre dans l'articulation. Autant de causes d'arthrites qui sont fréquemment suivies d'adénites.

Ces arthrites septiques d'ailleurs, cèdent assez facilement au traitement et l'adénite qu'elles occasionnent n'est pas d'une excessive gravité.

A côté de ces formes nous devons placer l'arthrite aiguë due à une carie pénétrante, à une pulpite et qui n'est autre que ce que le public dénomme la fluxion. C'est en somme la forme la plus fréquente et la plus banale en clinique et qu'on rencontre à peu près dans la proportion de 19 sur 20. Cette arthrite succède à l'infection du contenu de la chambre pulpaire et au passage, dans l'articulation des produits infectieux qui pour une raison ou pour une autre ne peuvent faire issue au dehors. Tantôt la pulpe est morte; les aliments vont se loger dans la dent cariée, gagnent les canaux radiculaires qu'ils encombrent et où pullulent les microbes; la perméabilité des canaux n'est-elle plus assurée; une des manœuvres maladroites que nous avons signalées est-elle exécutée, une obturation prématurée sans désinfection préalable est-elle tentée, l'arthrite aiguë éclate!

Parfois au contraire la pulpe n'est pas encore détruite; il persiste une légère couche de dentine qui la sépare de l'extérieur mais ne suffit pas à la protéger contre l'infection; celle-ci gagne en intensité; la barrière de dentine empêche l'écoulement au dehors des produits de fermentation et l'arthrite est constituée.

Tout le monde connaît l'aspect de la « fluxion », et il n'est pas besoin d'insister sur ce chapitre. Le gonflement est parfois énorme, s'étendant du côté des joues, lorsqu'il s'agit des molaires. du côté des lèvres lorsque les incisives sont le siège du mal, du côté du cou même, partout où les liquides extravasés trouvent un tissu cellulaire assez lâche et abondant pour se laisser facilement distendre. On comprend par suite que les ganglions du cou soient fréquemment engorgés, toujours même, mais ils ne constituent dans cette forme, le plus souvent, qu'un épiphénomène ; les grands symptômes de l'abcès tiennent la scène, et leur succession est si rapide qu'il y a coexistence entre l'adénite et la poussée inflammatoire aiguë ; il arrive cependant que l'adénite si l'on n'agit promptement s'abcède pour son propre compte, surtout si son existence est antérieure à la crise présente, et si la périostite avant de devenir aiguë a déjà, depuis longtemps, retenti sur le ganglion.

C'est là une forme fréquente que le praticien rencontre journellement ; si l'adénite n'apparaît pas ici isolée et importante seulement par elle-même comme dans bien d'autres cas, elle n'en doit pas moins être citée à cause de la présence courante des symptômes qu'elle accompagne.

L'adénite cervicale sera aussi liée aux arthrites de cause générale ; ce sont des arthrites septiques et infectieuses mais qui empruntent plus leur allure générale à l'affection dont elles relèvent qu'à l'agent qui les a produites ; cette opinion de Redier est contraire à celle de Galippe. Sans vouloir ici aborder cette question, nous pouvons dans les arthrites de cause générale différencier les périostites de la grossesse, des diathèses arthritique et goutteuse, des affections générales chroniques telles que le diabète et l'albuminurie, des maladies infectieuses aiguës et des intoxications. L'adénite se trouve en rapport avec ces différentes variétés d'arthrite ; le praticien devra penser à la possibilité de ces formes multiples.

Les périostites de la grossesse sont assez communes, dépourvues de gravité, et cessent d'ordinaire avec la cause qui les a fait naître ; on confond d'ailleurs fréquemment la polyarthrite des femmes enceintes avec la gingivite de la grossesse ; au début il y a, en effet, gingivo-arthrite et les symptômes qu'on est habitué à considérer comme caractéristiques de l'arthrite ne sont pas encore installés ; la gingivite masque l'arthrite ; il est cependant possible de la différencier ; cette périostite, bien que d'une étendue minime, peut cependant chez des sujets prédisposés, dont les ganglions réagissent fortement à la moindre infection, donner des adénites cervicales de peu de gravité qui se manifesteront sous forme de poussée ganglionnaire et rétrocéderont au bout de quelques jours.

L'arthritisme et la goutte sont des diathèses qui produisent les variétés de périostites les plus fréquentes et les plus tenaces. La maladie ne débute pas toujours vers le milieu de la vie, et c'est lorsqu'elle apparaît vers l'âge de 18 à 20 ans qu'on peut voir, et qu'on voit parfois des adénites se déclarer surtout si le malade ne se préoccupe d'aucun soin de sa bouche. Quilliot dans sa thèse de 1895 a longuement étudié cette variété d'arthrites; c'est surtout dans ces diathèses qu'on voit se produire les périodontites que l'on dit spontanées.

Les affections générales telles que le diabète et la glycosurie retentissent sur les ganglions du cou par l'intermédiaire du ligament alvéolo-dentaire. Dans le diabète, les dents le plus ordinairement atteintes sont les six dents antérieures du haut et du bas, surtout ces dernières ; les adénites sont plutôt sous-maxillaires et ne peuvent rétrocéder d'elles-mêmes que si les désordres périostiques ne persistent pas trop longtemps. D'ailleurs, dans le diabète, la polyarthrite est fréquemment associée à de nombreuses caries dont la marche est rapide par suite de la réaction salivaire devenue acide sous l'influence du sucre qui s'y rencontre ; sous l'action de ces causes multiples, on voit assez fréquemment l'adénite d'origine dentaire s'installer chez les diabétiques.

La polyarthrite des albuminuriques est beaucoup moins fréquente que celle du diabète ; le hasard m'a permis d'en observer un cas absolument typique dans lequel l'avulsion des dents les plus atteintes a fait rétrocéder en quelques jours tous les symptômes d'adénite cervicale aiguë.

La complexité des maladies infectieuses aiguës et des intoxications nous oblige à être brefs ; nous dirons seulement qu'on peut rencontrer et cela dans une proportion allant de la rareté à la presque fréquence, des périostites dans la plupart des maladies aiguës et des intoxications mercurielle, plombique, phosphorique, etc., et qu'il est possible de voir des adénites cervicales dont la porte d'entrée est la polyarthrite en question.

Dans toutes ces polyarthrites de cause générale, capables de produire des adénites, nous trouvons bien que ces ganglions ne font que manifester la réaction de l'organisme à l'envahissement infectieux dont il est l'objet, mais nous voyons aussi la périostite alvéolo-dentaire servir d'intermédiaire entre la lésion et l'agent qui la produit, c'est ce processus que nous voulons signaler.

Après l'adénite d'origine dentaire ayant sa source directe dans le périoste, puisque les anatomistes n'ont pas encore attribué à la pulpe dentaire une circulation lymphatique qui lui soit propre, examinons les adénites dans lesquelles la dent ou la lésion de la dent est la cause qu'il est permis d'invoquer.

Il est une catégorie d'adénites d'origine dentaire, bien que le processus de leur formation soit indirect, qu'on ne peut passer sous silence ; ce sont les adénites résultant des tumeurs d'origine dentaire.

Ce sont, en premier lieu, les tumeurs solides qui atteignent la dent arrivée à son complet développement et qui prennent naissance aux dépens de la pulpe, de la membrane alvéolo-dentaire ou du ciment. Parmi celles-ci, nous nous occuperons des odontomes qui peuvent causer une adénite de voisinage. Pendant la première période de leur développement, les odontomes ne trahissent leur existence par aucun symptôme, ou bien seulement par une gêne, une douleur sourde. La tuméfaction paraît ensuite, siégeant dans un point rapproché du bord alvéolaire, le plus souvent aux grosses molaires. La tuméfaction augmente lentement, puis le tissu osseux resté longtemps indifférent finit par s'enflammer, c'est alors que le chirurgien peut rencontrer des adénites de propagation.

Les kystes dentaires sont également une variété de tumeur d'origine dentaire, capable de produire des adénites à distance. Ces kystes ont reçu différents noms. Forget les nomme kystes avéolo-dentaires; périostiques, dit Magitot; ce sont les kystes odontopathiques de Duplay, radiculaires d'Aguilhon de Sarran, radiculo-dentaires de Malassez. Il nous paraît préférable d'adopter l'explication qu'en donne Cruet et qui fait de ces kystes le résultat d'une infection microbienne particulière ayant cheminé par le canal dentaire, exceptionnellement par la voie gingivale. Ces kystes d'origine périostique ont une physionomie assez différente des arthrites pour nous avoir permis d'en faire un alinéa à part.

L'adénite peut exister dans le cas de kystes radiculaires; point n'est même besoin que le kyste soit d'un gros volume.

Le médecin devra se souvenir de la possibilité d'un kyste radiculaire, lorsqu'il sera en présence d'une adénite compliquant un ensemble de symptômes analogues à ceux de l'abcès dentaire. Le kyste en effet, dû pour Magitot à la rétention de produits septiques et pour Malassez à une organisation des débris paradentaires (puisque le kyste a un épithélium auquel il faut assigner une origine), serait pour M. Cruet dû à l'irritation des masses paradentaires sous l'influence des produits septiques venant du dehors.

Nous avons vu tout à l'heure qu'il est une forme de périostite due à la carie pénétrante ; nous avons rangé les adénites dont elle est cause dans cette catégorie, par suite de la prédominance que prend l'adénite qui masque l'importance de la carie et qui peut par son intensité être considérée comme une porte d'entrée de valeur plus grande que ne l'est la carie qui l'a produite.

Ici, c'est le contraire ; il n'y a pas de périostite, au moins cliniquement, car l'anatomie pathologique aidée du microscope nous apprend que toute dent infectée ou atteinte de carie pénétrante est frappée de périostite à un degré plus ou moins léger. La carie est le symptôme dominant ; l'adénite correspondante s'est installée peu à peu, elle augmente d'une façon insidieuse ; la marche lente des lésions lui assure une torpidité qu'une poussée aiguë, qu'une recrudescence d'infection réveillera ; et c'est à cette forme qu'appartienent surtout ces adénites chroniques simples que le bacille de Koch viendra infecter plus tard ou qui suppureront sous une influence mal déterminée. C'est surtout en présence de ces adénites « d'origine dentaire » que nul symptôme n'expliquera que le médecin devra penser à explorer la bouche du malade.

Les lésions dentaires sont susceptibles de retentir sur les ganglions géniens et de donner des adénites ; grâce à leur siège le diagnostic de la cause passera rarement inaperçu ; il sera en effet tout naturel pour examiner de telles adénites, pour les palper, de faire ouvrir la bouche au malade.

L'adénite aiguë se complique souvent d'un adéno-phlegmon ; elle est souvent due à la carie dentaire ainsi que le dit M. Thévenot (*Gazette des Hôpitaux*, 21 avril 1900) et plus spécialement aux altérations des molaires de la mâchoire supérieure. Partsch (*Odontologische Blœtter*, *1899*) assigne en effet lui aussi au maxillaire inférieur les ganglions sus-hyoïdiens médians et sous-maxillaires comme aboutissants lymphatiques.

L'adéno-phlegmon débute par un peu de douleur locale et surtout par une gêne des mouvements du maxillaire ; la joue se tuméfie très vite et la recherche devient très difficile. Bientôt la bouche s'entr'ouvre, les lèvres sont infiltrées ; le masséter contracté empêche la mastication ; le doigt introduit dans la bouche sent la fluctuation lorsque le pus est collecté ; abandonné à lui-même cet adéno-phlegmon vient s'ouvrir à l'extérieur.

C'est dans de tels cas qu'on pourra voir des complications du côté de l'œil et des gros vaisseaux de la face, complications que nous étudierons dans le chapitre spécial.

L'adénite chronique qui suit les lésions dentaires, évolue d'une façon lente et insidieuse, la tumeur est aperçue par hasard, soit à cause de la gêne qu'elle cause, soit par la saillie qu'elle fait à l'extérieur ; l'examen local montre une masse arrondie, mobile, consistante, peu douloureuse.

Si à la longue la suppuration s'établit, le ganglion adhère à la peau, s'ouvre à l'extérieur le plus souvent et il persistera une fistule dans la majorité des cas.

Dans une discussion à la Société de stomatologie (*Revue de Stomatologie*, juin 1901), M. Lebedinsky en même temps qu'il insistait sur l'importance des ganglions géniens, s'arrêtait particulièrement sur le ganglion commissural, le plus fréquemment frappé, dit Albertin, capable de suppurer et d'envahir le tissu cellulaire environnant pour produire un adéno-phlegmon génien ; les nombreux cas d'abcès de la joue d'origine dentaire seraient, disait-il, souvent des adéno-phlegmons géniens ; cette question sera d'ailleurs traitée lors du diagnostic différentiel. Qu'il nous suffise d'indiquer ici l'unanimité des auteurs qui se sont occupés de la question, à signaler l'existence d'adénites géniennes d'origine dentaire.

Une adénite qui a également sa vie, son individualité propre , c'est l'adénite résultant de l'évolution de la dent de sagesse. Quelque connue qu'elle soit, nous ne pouvons cependant ici la passer sous silence. L'adénite sous-maxillaire, car la troisième molaire dont l'évolution donne le plus lieu à des accidents est celle de la mâchoire inférieure, accompagne à peu près toujours l'éruption de la dent de sagesse si elle se fait avec quelque difficulté ; on la voit même souvent passer à la suppuration. Cette adénite s'accompagne de phénomènes variables, et est elle-même de plus ou moins d'importance selon le degré des accidents ; le praticien la rencontrera fréquemment.

Nous n'avons pas ici à examiner les différentes théories sur la nature des accidents de la dent de sagesse ; nous retiendrons ici, seulement, la pathogénie qu'en a donnée Redier et que défend notre maître M. Cruet. On considérait avant Redier les accidents de la dent de sagesse comme des phénomènes résultant de la compression exercée soit sur les parties osseuses soit sur les parties molles par l'organe dont l'éruption était entravée par le défaut de place. La conception nouvelle de ces accidents est celle d'une infection ayant sa porte d'entrée dans une érosion de la gencive, et rencontrant comme causes adjuvantes ce qui dans les anciennes théories était considéré comme des causes déterminantes. M. Savoye, dans la thèse qu'il vient de publier, a établi l'unité des accidents de dentition (Paris, 1902).

Les accidents de la dent de sagesse ne sont en somme qu'une variété de périodontite ; ils sont analogues à ceux de la deuxième dentition ; comme telle, l'adénite de la dent de sagesse aurait dû prendre rang parmi les formes d'adénites par périostites que nous avons signalées plus haut. L'importance des phénomènes observés, la multiplicité de ses causes, la carie dentaire venant souvent compliquer la périostite d'évolution, nous engagent à la décrire à part, ainsi que la différence d'allure que lui imprime le terrain sur lequel ces accidents évoluent.

A la première période, il n'existe au niveau de la dent de sagesse qu'une douleur sourde, accompagnant un sentiment de gêne, la muqueuse est tendue sur la couronne de la dent ; il se fait plusieurs poussées inflammatoires séparées par des intervalles de calme plus ou moins longs ; à chacune de ces poussées, l'adénite petite, dûre, d'ordinaire sous-maxillaire, augmente et rétrocède ; enfin la muqueuse est assez perforée pour laisser sortir la dent, et tout rentre dans l'ordre.

Si les accidents sont plus intenses ; si l'évolution est plus difficile à se faire, on observe du côté des muqueuses des signes nets de gingivite et de périostite de la dent de sagesse ; la fièvre s'allume.

Pendant ce temps, les accidents osseux peuvent survenir ; on voit ainsi l'angle de la machoire devenir le siège d'un gonflement douloureux qui s'étend de l'angle à la région parotidienne et sous-maxillaire ; les ganglions lymphatiques prennent part à l'inflammation ; la collection purulente met de huit à quinze jours à se former, au milieu de phénomènes thermiques et d'inappétence ; si l'on n'intervient pas, le pus se fait jour au dehors par une fistule et il peut se produire une nécrose.

Pendant ce temps, à la région maxillaire ou parotidienne on sent d'abord un ou plusieurs ganglions peu volumineux, durs, mobiles, fuyant sous le doigt, peu douloureux. Un ou deux de ces ganglions sont susceptibles de devenir le siège d'une inflammation plus aiguë et d'acquérir la grosseur d'une noix ; ils peuvent également se terminer par résolution ou par formation de pus qui s'échappe au dehors. Enfin il peut se constituer un véritable phlegmon adénopathique qui se présente brusquement avec des phénomènes inflammatoires violents et étendus ; les tissus voisins participent à l'inflammation.

Dans la description des symptômes des adénites, nous n'avons eu en vue que les cas moyens ; il est malheureusement d'autres terminaisons que celles que nous avons indiquées et qui constituent les complications.

Dans l'adénite aiguë, en général, l'inflammation évolue sans réaction appréciable ; mais il est des formes graves dans lesquelles l'affection rappelle les intoxications ; cette forme débute par un frisson violent, par une fièvre intense ; l'adénite ne devient alors qu'un épisode dont l'importance s'efface devant la gravité de la septicémie. Pour rares que soient ces cas il convient cependant d'en indiquer la possibilité ; quand l'adénite suppure, l'inflammation s'est étendue à l'atmosphère cellulaire environnante ; un adéno-phlegmon s'est constitué.

Les adéno-phlegmons du cou peuvent être d'après leur situation divisés en plusieurs groupes ; on y reconnaît l'adéno-phlegmon sous-mental produit par une inflammation de la lèvre inférieure (partie moyenne) et du menton.

L'adéno-phlegmon sous-maxillaire, le plus commun

de tous ; les ganglions sous-maxillaires reçoivent, rappelons-le, les lymphatiques de la langue, de la muqueuse buccale et des gencives inférieures. C'est une terminaison fréquente de la périostite aiguë ; lorsque la dent de sagesse est incriminée, il se constitue une variété dite phlegmon sous-angulo-maxillaire de Chassaignac.

D'ordinaire l'adéno-phlegmon sous-maxillaire, au bout de quelques jours s'ouvre à l'extérieur ; il s'étend en avant jusqu'à une courte distance du menton, en bas jusqu'à la partie moyenne du cou, et ne dépasse pas en arrière la région sterno-mastoïdienne.

D'autres fois, le pus se fait jour du côté des parties profondes, le phlegmon proémine vers le plancher de la bouche et refoule la base de la langue en dedans et en haut; le larynx est gêné dans ses mouvements ; de là des troubles de la phonation et de la respiration ; l'ouverture spontanée se fait au plancher de la bouche ou vers la base de la langue jusqu'au voisinage de l'épiglotte.

Ces adéno-phlegmons sont parfois le siège de graves complications ; en premier lieu l'œdème de la glotte et la suffocation qui le suit, puis les fusées purulentes qui suivent le pharynx et les vaisseaux du cou, une possibilité d'invasion de la poitrine ; Malassez et Lucas-Championnières en ont rapporté deux cas très nets. Enfin il peut se produire l'ulcération des vaisseaux de la région, c'est-à-dire de la carotide externe, de ses branches, ou de la veine jugulaire.

Les phlegmons que l'on observe encore à titre de

complication dans les adénites cervicales sont les adéno-phlegmons de la région sterno-cleido-mastoïdienne. L'origine dentaire de ces phlegmons est moins fréquente que dans la forme que nous avons ci-dessus décrite ; le gonflement soulève le muscle sterno-mastoïdien ; la douleur est vive car il y a compression des nerfs ; la tête prend d'elle-même la position du torticolis car il y a contraction du sterno-cleido-mastoïdien. Ces abcès se font jour d'ordinaire à la région sus-claviculaire ; là encore, la complication à redouter est l'ulcération des vaisseaux voisins ; mais cette terminaison appartient plutôt aux adéno-phlegmons d'origine infectieuse générale.

Parfois l'adénite profonde des ganglions latéraux du cou, une adénite subaiguë peuvent se propager aux ganglions prévertébraux et constituer un adéno-phlegmon rétro-pharyngien dont le pronostic est des plus graves ; ces cas sont d'ailleurs une rareté.

Ces adéno-phlegmons en eux-mêmes constituent une sérieuse complication des adénites d'origine dentaire ; comme on le voit ils peuvent revêtir une gravité surajoutée qui assombrit encore le pronostic.

Parfois encore, l'adéno-phlegmon revêt une forme diffuse ; chez un sujet prédisposé, l'infection envahit la chaîne ganglionnaire et y crée autant d'abcès ; le pus s'infiltre en nappes entre eux et il se creuse ainsi de larges cavités avec pertes de substance qui ne se réparent que fort lentement.

L'adénite chronique simple a comme complications

générales son passage à l'état aigu sous une des causes que nous avons signalées, et son histoire devient alors celle de l'adénite aiguë.

Reste l'adénite tuberculeuse. Il semble que la tuberculose ganglionnaire soit une des tuberculoses locales qui reste le plus longtemps cantonnée à son foyer primitif, et il arrive souvent que la généralisation tarde de longues années ; dans le cas d'adénites tuberculeuses d'origine dentaire, la complication ou plutôt l'aboutissant fréquent, presque normal, étant la suppuration, l'intervention vient empêcher cette propagation possible de la tuberculose ; les auteurs d'ailleurs diffèrent sur la généralisation de la tuberculose par les ganglions du cou ; Lejars la croit moins fréquente que Peyrot. L'ouverture spontanée n'amène pas, en général, la guérison, mais la formation de fistules qui peuvent se tarir pendant des semaines ou des mois, puis se rouvrir en s'accompagnant de décollements nouveaux ; de pertes de substance délimitant des cavités bourgeonnantes, anfractueuses, dont la demi-cicatrisation imprime à la tête une position vicieuse.

Lorsque l'adénite tuberculeuse des ganglions du cou revêt la forme aiguë, l'évolution a lieu en quelques jours ; cette marche rapide des symptômes s'accompagne souvent d'une élévation thermique assez marquée et R. Petit a vu dans un cas le thermomètre aller à 39° ; le plus souvent il reste aux environs de 38°. Ces cas sont ceux que M. Walther pense avoir le plus souvent la tuberculose généralisée pour aboutissant.

Nous voulons maintenant parler de cette complication qu'on a nommée l'angine de Ludwig et qui n'est que la réunion d'affections très différentes (H. Hartmann), parmi lesquelles se trouvent des adéno-phlegmons d'origine dentaire et que l'on propose d'appeler phlegmons gangréneux, car toutes les complications rangées sous le nom d'angine de Ludwig offrent ce caractère d'une inflammation gangréneuse du tissu cellulaire profond de la région sus-hyoïdienne et du plancher buccal.

L'âge semble avoir une certaine importance sur le développement de cette complication ; c'est, en effet, de vingt à trente ans qu'on en observe le plus de cas, l'introduction du germe infectieux a lieu le plus souvent au niveau d'une dent cariée, des lésions consécutives au développement difficile de la dent de sagesse. Cette vue assez récente de l'origine dentaire très fréquente du phlegmon gangréneux bien que combattue par certains a pour elle toutes les apparences de la vérité et de nouvelles observations cliniques bien nettes.

Lorsque le phlegmon gangréneux éclate, le sujet est pris de mouvements fébriles, de gêne dans la déglutition, et l'on voit apparaître la tuméfaction sous-maxillaire. L'évolution se fait rapidement, en trois ou quatre jours. La tuméfaction atteint le niveau du cartilage thyroïde mais le dépasse rarement, la peau du cou devient bientôt rosée, puis rouge ; la palpation ne donne pas la sensation de fluctuation, mais pas non plus celle de dureté de l'adéno-phlegmon ; la fièvre est vive, l'albuminurie est presque de règle ; on constate en un mot les signes d'un état infectieux. Si l'on n'intervient pas à temps, la maladie évolue vers la mort soit mécaniquement par l'augmentation du gonflement que nous avons signalé, soit par généralisation septicémique.

Quand nous décrivions les formes d'arthrites qui s'accompagnent d'adénite, nous avons fait une place à part à l'évolution vicieuse de la dent de sagesse ; nous devons ici considérer les complications les plus graves de ces accidents : c'est, en premier lieu, la constriction des mâchoires qui permet difficilement l'alimentation et rend impossible les soins de bouche faute desquels l'affection ne fait que s'aggraver ; cette constriction est un fait presque constant sur la nature duquel nous ne voulons pas insister, qu'il s'agisse d'une action réflexe, ou inflammatoire, ou même de cette double action.

L'ostéite et la nécrose accompagnent souvent l'évolution vicieuse de la dent de sagesse qui comprime le maxillaire, serrée qu'elle est entre la deuxième molaire et la branche montante du maxillaire et la suppuration abondande qui se prolonge après l'extraction d'une dent, indique toujours la formation *d'un séquestre.* Consécutivement à l'arthrite alvéolaire on peut observer une nécrose. Nous en possédons de nombreux exemples ; Toirac cite en 1826 un individu qui depuis 20 mois, n'ouvrait pas la bouche ; il portait deux fistules, en arrière de la mâchoire et au cou ; il s'agissait d'une dent de sagesse qu'on enleva quelques jours plus tard, avec un séquestre appartenant à la base de l'apophyse coronoïde. Désirabode en parle également dans sa thèse, pour ne citer que les plus anciens.

Une complication générale des adénites d'origine dentaire, à quelque variété qu'elles appartiennent, consiste dans les phlébites des jugulaires, des sinus de la dure-mère, et des veines ophtalmiques. Le point de départ est le phlegmon résultant de l'adénite dont l'origine est périostique. Dans ce cas, l'infection suit la voie lymphatique et produit un ensemble de phénomènes consistant en symptômes méningo-encéphaliques dont les plus fréquents sont le délire, la stupeur, le coma ; l'affection a été signalée par de nombreux auteurs, dont les principaux sont Terson, Lancial, Courtaix, Colombe, Zawadzki, Blachez, Breton qui dans sa thèse de Paris (1883) rapporte plusieurs cas de propagation aux veines jugulaires.

Les fistules d'origine dentaire sont une complication des adéno-phlegmons des plus fréquentes. Les fistules signalées déjà par Ambroise Paré, puis Chassaignac, Pietkewicz, Ferrier, Magitot, pour ne citer que les principaux, ont été bien décrites pour la région du cou par Heydenreich. Elles sont consécutives à une adénite suppurée dont la cause (la dent) n'a pas encore été supprimée.

Au moment de terminer le chapitre des complications des adénites d'origine dentaire, il nous faut dire un mot des lymphadénomes, ne fût-ce, s'il y a lieu, que pour les en différencier. Les lymphadénomes sont des tumeurs composées de tissu adénoïde et se développant de préférence dans les organes qui sont à l'état normal essentiellement constitués par ce tissu, tels que les ganglions lymphatiques ; si donc il est possible que l'inflammation chronique puisse dégénérer en lymphadénome, nul doute que les ganglions du cou ne soient dans un tel cas.

En réalité, dit Quénu, on a rangé à tort parmi les lymphadénomes les productions dites hypertrophies simples des ganglions, et la plupart du temps, ces prétendues hypertrophies ne sont que des adénites entretenues par une cause permanente ou plus souvent encore des ganglions tuberculeux ; pratiquement il peut être difficile de différencier un tissu ganglionnaire enflammé chroniquement d'un néoplasme véritable, mais la définition même des tumeurs : néoformations distinctes d'un processus inflammatoire, doit faire séparer les deux productions.

Cependant le doute est encore permis, et de même qu'on voit fréquemment une lésion inflammatoire chronique être suivie de l'apparition d'une néoformation cancéreuse (épithélioma de l'estomac succédant à une gastrite chronique), il n'est pas impossible qu'une irritation chronique des ganglions du cou, début d'élection fréquent (63 fois sur 111 cas) pour le lymphadénome, ait comme aboutissant ultérieur une tumeur du ganglion.

M. Quénu rapporte avoir enlevé en 1884 à l'hôpital Beaujon, chez une femme, des ganglions axillaires offrant un tel aspect caséeux qu'il ne mit pas en doute leur nature tuberculeuse, or deux ans après cette femme vint le retrouver avec une récidive dans l'aisselle et un envahissement des ganglions du cou ; elle succomba avec les signes indéniables d'un lympho-sarcome.

Les symptômes sont d'ailleurs à peu près les mêmes qu'il s'agisse d'un lymphadénome ou d'un ganglion chroniquement engorgé et les auteurs admettent qu'à l'origine, le lymphadénome est fréquemment pris pour une adénite, simple, scrofuleuse, tuberculeuse.

Si donc on ne peut prétendre, et nous n'y songeons pas, à établir l'existence de lymphadénomes *à priori* d'origine dentaire, il n'est pas impossible, pas absurde, d'admettre la possibilité de lymphadénomes, à début cervical, complications d'adénites chroniques d'origine dentaire. L'incertitude symptomatique de la première phase de l'affection, son début fréquent au cou, un processus analogue pour d'autres tumeurs, autorisent l'hypothèse de l'adénite cervicale d'origine dentaire, comme un terrain sur lequel pourra se greffer le lymphadénome sous l'influence de certaines causes qui nous échappent encore.

D'ailleurs Hugo Starck, assitant à la policlinique d'Heidelberg, n'a-t-il pas entrevu dans son travail sur les dents cariées comme porte d'entrée de la tuberculose, la possibilité de l'infection cancéreuse par la carie dentaire, en présence de certains cas où le siège des lésions, leurs rapports selon le temps, permettaient d'y voir plus qu'une coïncidence, mais une relation de cause à effet ?

CHAPITRE VI

DIAGNOSTIC. — PRONOSTIC

Quelque simple que paraisse au premier abord le diagnostic de l'adénite, il n'en est pas moins nécessaire de préciser ses caractères différentiels. La forme et le siège des glandes enflammées suffisent le plus souvent à faire le diagnostic ; une tuméfaction de forme arrondie, douloureuse, mobile sur les parties qui l'entourent, multiple souvent, survenue rapidement, ne peut guère être confondue avec une autre affection.

A la période de la suppuration, on pourrait confondre l'adéno-phlegmon et le phlegmon, et la gangue périadénitique est si confluente, dans quelques cas, que tout relief ganglionnaire est effacé et l'exploration seule, si elle n'était aidée des commémoratifs, ne saurait rendre un compte exact de la lésion.

Le diagnostic du phlegmon sous-aponévrotique est encore plus délicat ; on n'y décèle que difficilement la suppuration ; l'œdème, la coloration rouge de la peau, la douleur localisée en un point, la ponction même, assurent plus le diagnostic que la recherche de la fluctuation ; si les phlegmons sont en pleine évolution, on peut ne plus retrouver l'adénite qui est leur origine.

Le diagnostic de l'adénite chronique reposera sur l'existence d'une lésion irritative permanente (une de celles que nous avons énumérées), le volume ordinairement restreint des glandes, leur indolence, les poussées aiguës, nettement inflammatoires dont elles sont le siège.

On n'en hésitera pas moins entre l'adénite chronique, la syphilis, le cancer, le lymphadénome, la tuberculose : nous devons prendre ces différents termes l'un après l'autre.

Lorsqu'il s'agit d'une adénite génienne aiguë, si l'on constate une lésion dentaire, une ulcération des parties molles sur le trajet des lymphatiques voisins, le diagnostic est ordinairement facile. La fluxion dentaire rappelle l'adéno-phlegmon au début. Mais, dans ce dernier, la tuméfaction de la joue, dit Thévenot, est tout autre ; on la sent exclusivement envahie, et l'on constate l'intégrité des mâchoires. Le gonflement, la douleur sont très différents du gonflement, de la douleur de l'ostéo-périostite dentaire.

Le diagnostic différentiel de l'adénite génienne aiguë doit être fait avec les kystes sébacés, les kystes salivaires, et ce que Dolbeau désignait sous le nom de lipomes buccaux.

Quel sera le moyen de différencier l'adénite d'origine dentaire de l'adénite syphilitique ? Tout d'abord les commémoratifs ; l'existence d'une cause dentaire pour l'adénite, l'absence d'une lésion initiale pour la syphilis, dans le territoire que desservent les ganglions atteints. L'adénite chronique siégeant ordinairement à la partie latérale du cou, ne sera pas confondue avec l'adénite « signature » de la syphilis dont le siège est à la nuque ; si elle est produite par des lésions spécifiques buccales, l'examen de la bouche lèvera vite les doutes. Il peut y avoir, selon M. Cruet, tel cas où la difficulté est grande car l'adénite syphilitique et l'adénite dentaire peuvent se confondre et de même que chez un syphilitique la porte d'entrée ulcéreuse, muqueuse, produit le ganglion syphilitique, au lieu d'être muqueuse, la porte d'entrée peut être la dent, ainsi le ganglion syphilitique ne serait qu'une adénite infectieuse vulgaire produite par l'infection dentaire chez un prédisposé (syphilitique); ce serait, selon M. Cruet, une adénite rentrant dans la classe de celles qu'il appelle toxi-infectieuses. On pourrait peut-être confondre l'adénite avec une gomme soit musculaire, soit ganglionnaire, soit cutanée. Les gommes cutanées sont très superficielles, elles font corps avec le tégument et se meuvent avec lui. La gomme musculaire au contraire se fixe lors de la contraction du muscle.

Dans le diagnostic différentiel de l'adénite cervicale et du cancer, il faut se rappeler que le volume des ganglions normaux peut varier sans qu'il y ait là rien de pathologique ; en outre, l'âge auquel on rencontre les adénites d'origine dentaire (enfant ou âge adulte, mais ni l'âge mûr, ni la vieillesse), écartera l'hypothèse d'un cancer ainsi que l'absence de lésion initiale ; l'aspect général du sujet contribuera encore à fortifier le diagnostic. Au cas où les ganglions cervicaux ou sous-maxillaires seraient d'origine cancéreuse, la cause la plus fréquente en est le cancer de la langue ; l'examen de la bouche qui sera pratiqué de parti-pris, aura vite fait de lever les doutes. Le ganglion cancéreux au début est d'ordinaire dur, de petit volume, sensible à la pression.

Il peut être délicat de distinguer le ganglion cervical simple ou même tuberculeux du lymphadénome.

Il faut rechercher d'abord s'il ne s'agit pas d'une inflammation simple ; les commémoratifs, le développement récent et accompagné d'un peu de douleur ; avant tout la recherche d'une porte d'entrée pour l'infection et la découverte de la lésion dentaire dans la sphère des ganglions malades, suffiront à fournir les données nécessaire au diagnostic.

Dans les deux cas, que l'adénite cervicale soit d'origine dentaire ou qu'il s'agisse de lymphadénome, la pléiade ganglionaire peut exister ; tous deux sont indolents, et ce n'est ni l'âge ni le siège qui permettent de pencher plus pour l'un que pour l'autre ; le ganglion tuberculeux tend parfois au ramollissement, mais ce n'est pas la règle ; le lymphadénome, sans pour cela qu'il y ait du liquide, a quelquefois des points ramollis. Le seul guide sera l'interrogatoire minutieux, les antécédents personnels et héréditaires des malades ; très souvent, dit M. Quénu, « il sera prudent de rester dans le doute » ; à moins, ajouterons-nous, que l'origine dentaire ne soit présumable et que le succès du traitement dentaire ne vienne la confirmer.

Reste le diagnostic entre l'adénite chronique simple et l'adénite tuberculeuse. Selon R. Petit, la tuberculose se traduit par des symptômes assez nets pour permettre un diagnostic ferme ; le diagnostic, au contraire, n'est pas facile à établir dans les premiers temps, et il est fort difficile de faire la part de ce qui revient exactement à la tuberculose, de ce qui revient à l'inflammation banale chronique ; nous allons essayer de préciser quelques faits.

Manson, dans sa thèse (Paris, 1885), a établi (et cette division s'adapte très bien aux adénites cervicales) que l'adénite tuberculeuse : ou bien succède à une lésion originelle tuberculeuse, ou bien se greffe sur un fond d'adénite aiguë ou chronique simple, ou bien est primitive.

Cette dernière division est toute provisoire ; la tuberculose ne saurait être primitive au sens rigoureux du mot ; il lui faut une porte d'entrée lymphatique ou veineuse ; dans les cas de tuberculose ganglionnaire cervicale primitive, il y a eu le plus souvent, et les recherches de Cornet (Berlin-Reichenhall) le montrent, un passage microbien à travers des muqueuses macroscopiquement saines. On examine trop peu la bouche des enfants ; autrement on verrait que nombre d'adénites cervicales « d'origine scrofuleuse », d'adénites tuberculeuses primitives, ont leur porte d'entrée dans quelque érosion de la muqueuse, ou dans une fissure maintenant cicatrisée que l'enfant se rappelle, surtout dans une périostite dont l'enfant se souvient.

La seconde hypothèse est pour nous des plus importantes; il faut se rappeler le mot de Verneuil: « l'inflammation banale fait le lit de la tuberculose; » elle prépare le terrain sur lequel la tuberculose se greffe et se développe; y a-t-il une condition plus favorable qu'une dent atteinte de carie pénétrante, laissée sans soins, pour réaliser un tel processus? La porte d'entrée reste constamment ouverte, et les bacilles de Koch qui primitivement n'auraient pu proliférer, progressent au contraire dans un terrain si bien préparé. Cette influence de l'inflammation antérieure est manifeste, mais bien souvent, la difficulté est de préciser le moment à partir duquel ces adénites sont tuberculeuses et R. Petit déclare tout le premier qu'il ne connaît pas de signe pathognomonique qui permette de faire ce diagnostic.

Il y a bien une forte présomption de tuberculose lorsque les ganglions voisins commencent à s'engorger, lorsque la masse principale augmente de volume et devient rénitente, mais le plus souvent, il faut se guider sur les antécédents personnels et héréditaires, et sur l'aspect du malade. M. R. Petit estime que cette tuberculisation des ganglions est plus fréquente qu'on ne le pense; il lui est arrivé, dit-il, d'opérer plusieurs cas, supposés simples. et qui étaient nettement tuberculeux. Les adénites macroscopiquement tuberculeuses et que le microscope a décelées simples, les régressions qui suivent si fréquemment le traitement approprié de la porte d'entrée dentaire, semblent au contraire en faveur de l'hypothèse d'une tuberculisation moins fréquente des glandes enflammées.

La troisième hypothèse de l'inoculation du germe tuberculeux est parfaitement réalisée dans les adénites d'origine dentaire. Cette origine dentaire, il fallait pour la prouver d'une manière nette trouver dans le ganglion et la dent correspondante le même microbe; Hugo Starck dans son travail de la policlinique d'Heidelberg s'y est attaché, mais comme on ne peut pas extirper de simples ganglions hypertrophiés, il a dû se baser sur la présence concordante de caries pénétrantes dentaires et de ganglions ; il a ainsi constaté, chez les enfants, cinq cas nets de tuberculose ganglionnaire du cou d'origine dentaire ; chez trois enfants, de 7 à 10 ans, il n'y avait deux fois aucune hérédité qu'on pût invoquer ; les ganglions correspondaient aux dents atteintes, mais on ne put trouver de bacilles de Koch dans les dents ; la raison en est peut-être, selon Miller, que ces bacilles vivent mal dans un milieu de suppuration ; dans deux autres observations, les recherches démontrèrent la présence dans les dents du bacille tuberculeux.

Cornet a pu déterminer une tuberculose ganglionnaire en traumatisant les dents d'animaux, les obturant ensuite après y avoir déposé des bacilles tuberculeux. Odenthal a obtenu le même résultat, et Ungar a constaté chez un enfant de 13 ans une adénite cervicale tuberculeuse consécutive à une carie dentaire. Ces exemples sont cités dans le travail de Starck; cet auteur pense que l'influence de la carie est plus importante que celle de la seconde dentition. Dans un cas, il a pu constater à l'examen histologique, des nodules tuberculeux entre les racines d'une molaire extraite au cours d'une opération pour adénites cervicales chroniques.

Zaudy a également insisté sur ce point ; R. Petit enfin, dans sa thèse, publie un bon nombre d'observations dans lesquelles la voie d'entrée dentaire est tout à fait manifeste.

Quoi qu'il en soit, l'observation montre que ces adénites cervicales tuberculeuses sont surtout une maladie locale dont la généralisation n'a lieu qu'à longue échéance ; le siège même des premiers ganglions pris, ce sont, en effet, les ganglions moyens et supérieurs les premiers atteints, montre bien l'infection locale dans la plupart des cas. D'ailleurs, M. Petit a fait des expériences qui prouvent la localisation de la maladie, surtout au début. Il inocula 50 fois à des cobayes des ganglions voisins de ceux qui étaient caséeux ; cette inoculation n'a été positive que 28 fois.

D'autre part, M. Petit a pris cinquante-deux cas d'adénites cervicales chroniques que la clinique diagnostiquait fermement tuberculeuses. Deux fois seulement la nature tuberculeuse des ganglions n'a pas été confirmée par l'expérimentation ; cinquante fois l'adénite était bien tuberculeuse. Il s'agissait, il est vrai, d'adénites à caractères cliniques franchement bacillaires, et non d'adénites de début que la clinique différencie difficilement ; les deux adénites que tout disait être tuberculeuses, et qui ne l'étaient pas, prouvent qu'il y a à la région cervicale des adénites chroniques suppurées qui ressemblent à la tuberculose par leurs caractères cliniques, macroscopiques ; pourtant ces adénites ne sont pas tuberculeuses car M. Petit a pratiqué des inoculations au cobaye, sans résultat, et le cobaye est un animal tellement sensible à la tuberculose qu'on peut s'en défier, même, vu la facilité avec laquelle il la reçoit. Ce qui doit faire rejeter l'hypothèse, dans ces deux cas, d'abcès froids tuberculeux à bacilles morts, c'est que MM. Lannelongue et Achard ont publié des cas de ce genre (*Revue de la tuberculose*, avril 1896), que le streptocoque se trouvait en abondance dans ces abcès, et que le microscope n'y décelait que des traces d'inflammation chronique ; le pus cependant avait les caractères grumeleux, et les tissus des points ramollis, suppurés à allure tuberculeuse.

Ce n'est pas tout, M. Ricard (*Congrès français de Chirurgie*, 1889, 12 octobre, p. 674) a signalé des adénites chroniques non tuberculeuses qu'on voit évoluer sans que l'individu présente des tares ou des diathèses, lentement, progressivement. On ne trouve dans ces cas, pas plus de deux ou trois ganglions bien isolés, bien nets ; leur inoculation au cobaye reste négative, et on n'y rencontre pas de bacilles de Koch.

M. Nélaton a fait une leçon clinique sur ce sujet à la Charité, dans laquelle il rapportait six observations de suppurations subaiguës ou chroniques intraganglionnaires non tuberculeuses, et qu'il est difficile de différencier. L'histologie n'y décèle que des lésions franchement inflammatoires.

En 1894, M. Mauclaire a traité ce sujet dans la *Gazette des Hôpitaux*. M. Dubard, l'an d'après, apportait trois cas d'adénites chroniques suppurées, dont le siège, pour deux, était au cou, et qui malgré tout leur caractère d'adénites tuberculeuses n'étaient que des adénites à staphylocoques. L'inoculation tentée sur le lapin et sur le cobaye, ne donna pas de résultats. A ce propos, M. Dubard faisait remarquer combien il est difficile de se rendre compte de la nature exacte de telles lésions, et concluait à la nécessité de l'examen microscopique et de l'inoculation pour assurer le diagnostic ; après M. Dubard, M. Ricard, en 1896, rapportait deux cas semblables, et tous ces exemples suffisent à établir l'existence, avec laquelle il faut compter, d'adénites pseudo-tuberculeuses cervicales.

M. R. Petit considère que leur nombre en est très restreint ; il n'en a vu que deux cas sur cinquante-deux. Nous ferons observer qu'il a fait porter sa statistique sur des cas, non pas douteux, mais que la clinique affirmait tuberculeux, en toute certitude, et que l'inoculation au cobaye doit être considérée comme un moyen d'une extrême sensibilité dont les cas bien nets seuls, doivent prendre une valeur.

Il ne s'agit pas dans tous les cas de tuberculose; bien souvent, on porte le diagnostic d'adénite chronique simple, et la suite vient confirmer la justesse de cette vue ; d'autres fois, il y a doute, et l'on voit au bout de quelques semaines, de quelques mois, disparaître ces adénites à la suite d'un traitement dentaire et médical bien dirigé ; s'il s'agissait vraiment, et cette observation est de la plus haute importance, dit M. Sébileau, de tuberculose, on ne pourrait expliquer la fréquence relativement très grande des adénites chroniques du cou, par rapport à celles des autres régions, que par l'habitation normale du bacille de Koch dans la cavité bucco-pharyngée, qui serait tout prêt à profiter de la porte d'entrée offerte par la carie dentaire ; or, il n'en est rien, le bacille de Koch n'est pas un des hôtes habituels de la bouche. Ces adénites seront expliquées autrement que par la tuberculose; elles sont une simple réaction provoquée par les microbes de l'infection banale ; les ganglions du cou, nous l'avons vu, sont le dernier terme de l'appareil lymphatique de défense que constituent d'abord les végétations adénoïdes, et les amygdales. L'adénomégalie indique l'insuffisance des moyens de défense, leur faillite en un mot. Il est de grandes chances de voir l'adénite chronique évoluer un jour vers la tuberculose, mais il est une période (assez longue, selon M. Sébileau, contrairement à l'opinion de M. R. Petit), pendant laquelle il ne s'agit que d'inflammation simple, non spécifique.

Ces adénites chroniques simples et tuberculeuses, Starck les a bien signalées chez les 114 enfants qu'il a examinés à ce sujet, mais il dut se contenter pour établir son diagnostic d'établir la concordance d'un ganglion hypertrophié et d'une carie dentaire.

L'édifice de la scrofule a été battu en brèche pour être rattaché au domaine de la tuberculose ; les histologistes continuent cependant à différencier les ganglions tuberculeux des ganglions scrofuleux, mais cette division un peu conventionnelle, n'est pas adoptée de tous.

Les microbiologistes ont donné une vue nouvelle de la question ; ces adénites que nous avons signalées, d'allures franchement tuberculeuses, et dont l'inoculation, pour donner des résultats positifs ne provoque pas des réactions rapides seraient les adénites scrofuleuses d'autrefois, caractérisées pour M. Arloing (Leçons sur la tuberculose, 1892), par des races microbiennes atténuées, pour M. Nocard par le plus ou moins grand nombre de bacilles qu'elles renferment.

Quoi qu'il en soit, à côté des adénites aiguës d'origine dentaire, nous voyons qu'on peut différencier des adénites chroniques simples ne contenant que les bacilles ordinaires de l'infection, et des adénites tuberculeuses. Il serait peut-être plus simple d'en faire les deux termes d'une évolution unique, mais l'observation clinique permet de différencier ces deux types avec netteté; signalons encore la forme intermédiaire que réalisent les adénites pseudo-tuberculeuses.

Il semble que si le domaine de l'adénite tuberculeuse d'origine dentaire gagne en précision dans ces recherches, elle est aussi plus rigoureusement délimitée, et l'on en arrive à cette conception que l'adénite chronique simple d'origine dentaire est un fait fréquent, que l'adénite tuberculeuse peut en être la conséquence, qu'elle est rare d'emblée et que par suite on a le temps de poser un diagnostic, d'agir et d'attendre le résultat de ces premières interventions, qu'en présence d'une adénite à caractères cliniques franchement tuberculeux, la réserve est encore permise ; l'expérience le prouve.

Pour arriver à ce diagnostic d'adénites d'origine dentaire, il est une conduite que le praticien doit tenir de parti pris, c'est d'explorer la bouche du malade ; si le sujet est sain, personnellement et héréditairement, nul doute qu'il trouve dans l'exploration des arcades ou dans les antécédents dentaires la cause de l'adénite ; si le sujet est un prédisposé, un lymphatique, un scrofuleux, selon les expressions adoptées, le médecin peut encore trouver dans une dent cariée la source de la manifestation ganglionnaire cervicale présente.

En mettant sur le compte de la « scrofule » chez un sujet sain (conservons ce terme pour la clarté de notre exposé), une adénite cervicale chronique simple d'origine dentaire, le médecin commet une double erreur ; s'il attribue une adénite cervicale à la scrofule, chez un vrai « scrofuleux » il, commet encore une faute, car il doit chercher la cause de la localisation qu'il examine ; c'est donc, et avant tout, l'examen de parti pris de la bouche qu'il faut pratiquer, en présence d'une adénite cervicale ; cet examen aura la plus grande importance, non seulement pour le pronostic mais aussi pour le traitement qui est le point capital de l'intervention médicale.

Qu'on n'aille point nous objecter que l'adénite cervicale d'origine dentaire est peu fréquente et que les spécialistes s'exagèrent leur nombre. L'état de la question n'a pas encore permis l'édification de nombreuses statistiques ; celle de Starck qui porte sur 115 cas d'adénites tuberculeuses cervicales, nous montre que dans plus du tiers des cas (42 pour 100) l'origine dentaire pouvait seule être incriminée ; or il s'agit là d'adénites tuberculeuses, moins fréquentes que les adénites simples ; nul doute que pour celles-ci les statistiques futures n'élèvent ce chiffre.

Ce que nous avons dit de l'adénite actinomycosique nous oblige à traiter en quelques mots son diagnostic différentiel en même temps qu'il nous dispense d'y insister. Nous avons vu que si l'actinomycose d'origine dentaire est fréquente, l'adénite actinomycosique est fort rare, et qu'elle consiste surtout, quand elle existe, en adénites inflammatoires surajoutés. Disons tout de suite qu'une adénite un peu grosse permettra d'éliminer de suite l'actinomycose ; c'est un fait établi absolument par Poncet ; l'adénite de l'actinomycose, quand elle existe, est petite. Si elle intervient à titre de complication, ce n'est plus qu'un épiphénomène ; l'histoire de la maladie, les douleurs dentaires du début, la marche de la lésion, la présence des grains jaunes de l'actinomyces assureront le diagnostic.

Le pronostic des adénites d'origine dentaire dépend de plusieurs facteurs et doit être soigneusement étudié en vue du traitement.

Nous résumerons brièvement les causes générales et locales qui influent sur ce pronostic. Là encore nous devrons étudier le sujet et l'objet, l'adénite et le terrain sur lequel elle évolue ; nous connaissons les conditions d'âge, de sexe; nous n'avons pas besoin d'y insister; de même pour le terrain; autant une adénite aiguë se greffant chez un sujet sain évoluera vite, tendant à la guérison, autant chez un débilité, chez un prédisposé à la tuberculose, l'adénite aura de chances de passer à la chronicité; autant un individu indemne de toute tare aura de chances de voir une adénite chonique simple d'origine dentaire marcher lentement et peut-être même régresser sans suppuration, autant un tuberculeux courra de risques de voir une telle adénite suppurer indéfiniment, créant ces décollements, ces pertes de substance que nous avons signalés plus haut.

C'est également dans la nature du terrain qu'il faut puiser une raison et un facteur de gravité de ces complications que nous avons décrites et qui peuvent même entraîner la mort. Tous les individus qui font des adénites sous-maxillaires, n'ont pas de phlegmon de Chassaignac, n'ont pas d'angine de Ludwig.

Ces états, encore mal connus, dans lesquels le sujet se trouve en hypocalcification, contribuent puissamment à diminuer la résistance du périoste, à créer des voies d'entrée à l'infection, à en augmenter la gravité.

Les soins de la bouche ont, faut-il le dire, leur grande part dans le pronostic des adénites d'origine dentaire; le mauvais état de la bouche causé par la constriction des mâchoires dans les accidents de la dent de sagesse ne vient-il pas lui-même contribuer à la gravité générale; le mauvais état de la bouche n'augmente-t-il pas la gravité d'une adénite dont une dent cariée est l'origine? Je n'en veux comme preuve que l'observation de M. de

Grandmaison que nous rapportons plus loin ; l'adénite causée par la carie pénétrante d'une molaire et par la saleté de la bouche, diminua de moitié quand la malade eut pratiqué des lavages antiseptiques buccaux ; nous en avons dit assez sur ce sujet.

L'adénite tuberculeuse mérite de prendre une place à part au point de vue de son évolution et de son pronostic.

Nous avons dit quelle était la marche la plus habituelle de l'adénite tuberculeuse ; au point de vue général, offre-t-elle une sérieuse gravité? M. R. Petit, pour se rendre compte de l'étendue et de la dissémination des lésions tuberculeuses, à chaque fois qu'il inoculait des fragments de ganglions caséeux, inoculait en même temps à un autre cobaye quelques petits ganglions pris au voisinage de la masse principale. La première inoculation a amené la tuberculisation de l'animal d'une façon constante ou à peu près ; la seconde, au contraire, n'a donné de lésions tuberculeuses que vingt-sept fois sur quarante-neuf ; l'histologie confirmait d'ailleurs, les données de l'inoculation.

Si une infection secondaire vient s'ajouter à l'action du bacille de Koch, la suppuration se produit plus rapidement, néanmoins, on voit parfois dans des conditions qui nous échappent encore et qui doivent tenir au terrain, le bacille de Koch évoluer rapidement vers la suppuration, sans le secours d'aucun microbe d'infection secondaire.

Sur 50 cas de tuberculose ganglionnaire dans lesquels on examina et cultiva le pus avec soin, vingt-six fois on n'y trouva que le bacille de Koch, et dans les autres cas du staphylocoque et du streptocoque. Ce que nous avons dit du plus ou moins grand nombre de bacilles de Koch dans les adénites tuberculeuses, est aussi un facteur de leur pronnostic.

Des expériences citées plus haut, des observations cliniques, on déduit que la tuberculose des ganglions du cou est une tuberculose locale; si elle gagne de proche en proche, elle ne gagne que lentement. Par suite, on comprend que la tuberculose, venant se greffer sur l'adénite chronique après un temps appréciable, et ne gagnant du terrain que lentement, le pronostic, pourvu qu'on intervienne, ne doit pas être considéré comme sombre, à condition qu'il s'agisse d'une adénite d'origine dentaire chez un sujet indemne de tare.

Un autre facteur du pronostic des plus importants, est la présence ou l'absence de la lésion dentaire qui a donné naissance à l'infection ; on comprend bien qu'une carie dentaire déversant constamment dans les voies lymphatiques des produits infectieux par l'intermédiaire du périoste aggrave considérablement le pronostic, entretienne la suppuration avec toutes les conséquences proches ou lointaines qu'elle comporte.

CHAPITRE VII

TRAITEMENT

Nous considérons le chapitre du traitement comme une partie capitale de notre étude, tout l'ensemble des connaissances qui amènent au diagnostic n'ayant d'intérêt que par le traitement qui doit le suivre. Ce traitement peut se diviser en trois parties : 1° traitement de l'état général ; 2° traitement de la cause efficiente ; 3° traitement de l'adénite.

C'est ici qu'il apparaît clairement combien grande est la nécessité pour le spécialiste d'être médecin ; comment le chirurgien-dentiste saisirait-il les liens qui rattachent les ganglions hypertrophiés aux lésions dentaires, le processus d'infection, le mode de réaction des tissus, le traitement qu'il convient d'appliquer, traitement qu'établiront des considérations si complexes ?

En face d'une adénite cervicale chronique d'origine dentaire, quelle que soit sa nature, et à plus forte raison si elle est tuberculeuse, le médecin devra prescrire un traitement général approprié. Ce traitement consiste avant tout dans l'usage de l'huile de foie de morue, les arsenicaux, parfois le fer, le quinquina. Les malades se trouveront bien du séjour à la mer, ou tout au moins d'une saison aux eaux minérales telles que Salies-de-Béarn, Bourbonne-les-Bains, Kreuznach. En même temps, il faudra prescrire les lotions alcoolisées, les frictions au gant de crin, peu de fatigues, toujours le grand air. Le médecin emploiera tout ou partie de ces moyens selon l'état du sujet, les associant bien entendu au traitement local dentaire que nous considérons comme le plus important.

Même lorsque le sujet est tout à fait indemne de tuberculose, et que le traitement à l'égard de la dent a été appliqué, en face d'une adénite, chronique depuis longtemps, le malade devra prendre de l'huile de foie de morue, du phosphate de chaux, etc., et si les parents sont dans une situation aisée (car ce sont surtout des adénites de l'enfance et de l'adolescence), et que le moment des vacances soit proche, on enverra l'enfant à la mer.

Si cependant le médecin méconnaissait l'origine dentaire de l'adénite, ou, ne traitant pas la lésion causale se bornait au seul traitement général, il échouera sûrement ; les exemples en abondent ; une de nos observations en fait foi.

Le traitement général a d'ailleurs une importance capitale, et l'huile de foie de morue, à son défaut le sirop iodotannique, a une action qui est indiscutable comme adjuvant, car autant nous admettons ce traitement comme auxiliaire du traitement dentaire, autant nous le réprouvons comme traitement unique dans le cas d'adénite chronique d'origine dentaire.

Ce que nous avons vu de l'étiologie et de la pathogénie des adénites d'origine dentaire, nous permet d'indiquer dès maintenant le traitement prophylactique de ces affections.

C'est, au premier chef, en plus du traitement général chez les prédisposés, les « scrofuleux », l'antisepsie buccale réalisée dans la mesure du possible ; il n'est pas besoin de poudres, d'élixirs dentifrices compliqués et coûteux ; l'eau additionnée de quelque antiseptique (à l'exception du sublimé qui altère la couleur des dents, en plus de sa toxicité), les brossages au savon ordinaire suffisent. La seconde précaution à observer, c'est de ne pas garder de dents cariées ; sitôt que la carie est aperçue, le malade doit aller chez un spécialiste qui, après les soins nécessaires, obturera la dent malade, fermant du même coup une porte d'entrée à l'infection.

En présence de la difficulté pour le malade de reconnaître l'existence d'une carie dentaire, nous ne saurions trop recommander la visite annuelle et mieux semi-annuelle de la cavité buccale et la recherche soigneuse des caries interstitielles ou du collet dont la marche est insidieuse.

C'est une précaution qu'on ne doit également jamais négliger chez les enfants ; il serait à souhaiter également qu'une visite rigoureuse de l'état de la bouche des enfants fût instituée à intervalles fixes dans les lycées et autres établissements d'éducation.

Ce que nous avons dit des adénites d'origine dentaire nous permet d'en tirer encore une autre conclusion dans l'ordre thérapeutique ; c'est la nécessité de soigner les dents temporaires, d'obturer les dents de lait ; les parents ont une répugnance que l'on conçoit, et qu'aggrave trop souvent l'indocilité de l'enfant, à faire donner des soins à des dents qui disparaîtront peu d'années plus tard ; le praticien devra s'efforcer de vaincre ces préjugés, d'avertir les parents du danger qu'ils font courir à leurs enfants ; combien de cicatrices qui déforment à tout jamais le cou, seraient évitées, si l'on prenait les précautions que nous indiquons.

Lorsque, chez les enfants, l'adénite est déclarée, il y a deux cas à considérer : ou les dents, cause du mal, sont temporaires, ou elles sont définitives. Si elles sont temporaires, la conduite à tenir s'impose, c'est l'extraction immédiate quelque temps qu'il reste à parcourir jusqu'à l'époque de la chute normale de ces dents. Il faudra se souvenir de la particulière sensibilité du système lymphatique chez l'enfant, et lui épargner ce surmennage local ; on devra aussi se rappeler qu'il faut mettre la dent permanente sous-jacente dans les conditions de milieu les plus favorables pour effectuer son évolution normalement.

S'il s'agit de dents permanentes, la conduite à tenir est celle que nous indiquons en général.

Le traitement de la cause efficiente comprend en premier lieu la désinfection relative de la bouche : on emploiera pour cela, en plus de brossages énergiques des dents avec du savon soit ordinaire, soit au thymol, ou avec une poudre ou pâte dentifrices médicinales, des rinçages de bouche plusieurs fois par jour avec une solution phéniquée, boriquée, à l'acide thymique dont les formules abondent et que chaque praticien compose pour son usage.

Avant tout, et par-dessus tout, on s'occupera du traitement de la lésion dentaire.

S'il s'agit d'une adénite d'aspect bénin, de volume moyen et sans tendance actuelle à la suppuration, l'intervention, surtout s'il s'agit d'un malade soigneux de sa bouche et désireux de conserver son esthétique, ne sera pas radicale. Les périostites traumatiques accidentelles déterminant d'ordinaire des adénites subaiguës, sans gravité et ne s'ulcérant pas, le traitement ordinaire des périodontites (nettoyage, scarifications, cautérisations, pointes de feu, etc.) suffira.

Si l'adénite est due à une infection de la pulpe dentaire, deux cas peuvent se présenter : ou bien la pulpite a lieu en espace clos, ou la dentine est détruite depuis longtemps et les canaux radiculaires communiquent avec l'extérieur.

Dans le premier cas, les accidents se précipitent pour aboutir ordinairement à la « fluxion ». S'il n'en est pas ainsi, le praticien devra perforer la paroi de dentine qui subsiste, cautériser la pulpe par les moyens habituels et pratiquer une asepsie rigoureuse des canaux ; mieux encore, pour gagner du temps, il pratiquera l'extraction de la pulpe avec la cocaïne et désinfectera les canaux. Si la dent est depuis longtemps morte, des lavages de la cavité, le nettoyage de la carie et des canaux, leur agrandissement, le drainage antiseptique auront le plus souvent raison de l'adénite et permettront l'obturation ; le malade conservera sa dent, et la porte d'entrée de l'infection sera supprimée.

La même conduite sera adoptée à l'égard d'une adénite chronique à marche lente, sans caractères alarmants ou suspects ; on adjoindra à ce traitement le traitement général, et si les résultats obtenus sont nuls, on abordera alors à l'égard de la dent incriminée un traitement plus radical.

C'est ici que nous devons nous rappeler quelle est la lenteur d'évolution des adénites cervicales d'origine dentaire dans la majorité des cas ; le temps qui s'écoule entre le début d'une adénite, sa tuberculisation et sa suppuration est suffisant pour permettre, si le malade ne vient pas nous trouver aux dernières périodes de l'affection, d'appliquer des traitements conservateurs auxquels le stomatologiste aura recours le plus souvent possible, car le docteur dentiste ne doit pas oublier (le chirurgien non plus d'ailleurs), qu'en même temps qu'il guérit, il doit se préoccuper de conserver à ses malades toute leur esthétique.

Si l'adénite, qu'elle soit aiguë ou chronique, prend un caractère alarmant, la temporisation ne doit plus être admise ; on pratique immédiatement l'extraction de la dent incriminée, de même s'il s'agit de racines ou de dents très abîmées ; c'est là le vrai traitement, celui qu'on doit savoir faire accepter aux malades quand leur intérêt est en jeu, et qu'ils ont tendance à refuser si la dent morte depuis longtemps ne leur fait plus mal et n'est pas dans un grand état de délabrement.[1]

N'est-il pas à cette règle des exceptions ? Certes, on peut tenter, dans une pulpite aiguë, d'évacuer l'abcès à l'intérieur de la bouche, ou bien s'il suppure de lui-même de conserver la dent ; on peut tenter en face d'une adénite chronique volumineuse, un peu fluctuante, de soigner la carie, mais le praticien s'expose à des mécomptes et pour n'avoir pas voulu détruire (dommage réparable par la prothèse), l'harmonie de la dentition, il risque de provoquer une suppuration cervicale dont les cicatrices seront un résultat encore plus désastreux, si même il n'expose pas le malade aux complications que nous avons décrites.

Dans ce cas, l'avulsion de la dent est ordinairement indiquée ; cependant il est possible, en ouvrant la chambre pulpaire et en ponctionnant l'abcès, de conserver la dent ; c'est cependant, dans le cas d'adénite compliquant l'affection, une solution hasardée.

S'il s'agit d'une adénite génienne donnant fréquemment, nous l'avons vu, un adéno-phlegmon il faut ouvrir la collection purulente par la bouche, s'il est possible ; mais l'adéno-phlegmon génien, d'ordinaire sous-cutané, s'ouvre rapidement à l'extérieur. L'incision sera horizontale afin d'éviter le canal de Sténon et les filets du nerf facial, si nombreux en cet endroit.

Un tel traitement est suffisant par lui-même, nos observations le prouvent surabondamment ; en quelques jours, l'adénite régresse, diminue de volume, persiste encore quelque temps et finit par disparaître en ne laissant comme trace de sa présence qu'un petit noyau induré qu'une palpation attentive fait seule percevoir.

Le traitement général et l'antisepsie de la cavité buccale favoriseront en même temps la régression de l'adénite ; on peut dire que cet heureux résultat s'obtient toujours dans les adénites simples chroniques pas trop avancées, et dans les adénites tuberculeuses à la première période, par l'extraction de la dent.

Les auteurs sont d'ailleurs d'accord sur ce point ; M. Cruet, dans son *Traité de l'Hygiène de la bouche et des dents* ; « lorsque, dit-il, les dents seules restent en jeu et que l'on reconnaît l'existence de la périostite chronique sur une ou plusieurs d'entre elles, il ne faut pas hésiter, lorsque le diagnostic est assuré, à pratiquer l'extraction de la dent incriminée, et l'on verra alors peu à peu disparaître des engorgements ganglionnaires, qui dataient parfois de plusieurs mois, ou même d'une ou deux années ; il n'est d'ailleurs besoin d'aucune intervention du côté des ganglions hypertrophiés à moins qu'ils ne finissent par se ramollir. »

M. de Grandmaison, dans la communication qu'il fit à la Société de stomatologie, montra par deux observations le rôle qu'a l'extraction de la dent malade dans le traitement de l'adénite.

M. R. Petit, dans sa thèse, signale la nécessité pour le traitement d'enlever les dents qui sont l'origine du mal.

M. Mainguy, dans l'article que nous avons cité de la

Gazette médicale de Nantes, adopte les mêmes conclusions.

C'est aussi l'opinion de Jessen qui a montré que dans certains cas l'avulsion des dents malades pouvait suffire à faire disparaître des engorgements cervicaux.

Et M. A. Blum, dans sa thèse de l'an dernier, pense qu'il n'est pas douteux que, si toute dent malade était convenablement traitée, même et surtout chez l'enfant, le nombre des adénites tuberculeuses diminuerait sensiblement. Lorsque, dit-il, les ganglions sont infectés, que les dents ont ouvert la porte aux bacilles, il n'est plus question de traitement prophylactique ; mais bien que l'adénite par son volume, son importance, ait pris la place prépondérante, le chirurgien ne doit pas diriger le traitement uniquement contre elle.

Contre l'adénite résultant des accidents de l'évolution de la dent de sagesse, adénite qui ne se présente que rarement seule, et presque toujours conjointement à d'autres phénomènes, le même traitement s'impose : bains antiseptiques de bouche, avulsion de la dent ; pour pratiquer cette avulsion, contrairement à l'opinion de nombre d'auteurs, il n'est pas besoin d'intervenir par le dehors, et de faire une ouverture jugale ; l'habileté opératoire, l'emploi large et raisonné de l'ouvre-bouche auront le plus souvent raison de la contracture des masséters. Nous avons toujours vu notre maître M. Cruet réussir par ces moyens dans de semblables interventions ; il est préférable, pour la dent de sagesse, de recourir d'emblée à l'extraction.

La complication que constitue l'angine de Ludwig a

une thérapeutique, ainsi, fréquemment, qu'une origine dentaire. La première indication est de procéder à l'extraction de la dent cariée qui a servi de porte d'entrée à l'infection, de pratiquer l'antisepsie buccale, et d'ouvrir l'abcès par les voies naturelles, s'il se peut.

L'extraction de la dent malade est un point important que M. Hartmann a, croyons-nous, omis de signaler comme il convient dans le traitement du phlegmon gangréneux du plancher de la bouche ; ce traitement qui peut être presque prophylactique, appliqué à temps permettra parfois d'éviter des interventions plus complètes.

Si pour des raisons particulières l'extraction de la dent ne pouvait être faite au moment des accidents il ne faudrait pas manquer de la faire « à froid » lorsque les symptômes rétrocéderaient.

Quel traitement opposera-t-on aux adénites, chroniques ou tuberculeuses, qu'elles soient cervicales ou faciales, si elles sont tellement avancées dans leur évolution, ou d'un si fort volume, que leur régression n'ait pas lieu après l'extraction de la dent ?

Nous ne ferons que signaler ici le traitement électrique préconisé par Labat-Labourdette et sur la valeur duquel nous manquons trop de renseignements pour pouvoir l'apprécier. M. Albert Weil, dans son *Manuel d'électrothérapie et d'électrodiagnostic* (Paris, Alcan, 1902), rapporte avoir employé plusieurs fois ce procédé sans succès.

L'immobilisation relative des parties malades, une légère compression, seront tentées et souvent suivies de résultat ; nous serons sobres sur l'application des pansements humides, des pommades dites fondantes ou des révulsifs auxquels on attribue soit la propriété de résoudre la tumeur, soit d'amener l'ulcération de la peau et l'issue du pus. En effet, si l'on a quelquefois la chance de voir les ganglions disparaître après de telles applications, on court risque d'ulcérer la peau et le remède, pensons-nous, est pire que le mal. Ce que nous avons dit de l'extension de la tuberculose ganglionnaire et de sa généralisation, montre combien il s'agit d'une affection locale, et l'on peut répéter que le pronostic le plus sombre des adénites cervicales tuberculeuses et chroniques consiste dans les cicatrices qu'elles laissent après elles, cicatrices qui rendent difforme le cou, et ont une si fâcheuse, quoique fausse, interprétation auprès du public. C'est cette cicatrice qu'on doit tâcher d'éviter à tout prix ; c'est ce à quoi doit tendre tout traitement et c'est justement le malheureux résultat auquel aboutissent la plupart des interventions chirurgicales.

Le traitement que la majorité des chirurgiens préfèrent aujourd'hui, a été exposé par M. R. Petit, élève de M. Broca, et par M. Broca lui-même, il y a quelques mois, au dernier Congrès de chirurgie.

M. Broca se plaçant au point de vue de l'extirpation définitive du ganglion repousse les injections modificatrices qui déterminent, dit-il, une périadénite « funeste pour l'extirpation » ; il signale en outre certains dangers opératoires ; si l'aiguille dépasse l'épaisseur du ganglion et qu'on injecte de l'éther iodoformé. les vapeurs d'éther peuvent aller former emphysème dans le tissu cellulaire; parfois encore, on produit le sphacèle de la peau;

on remédie à cet inconvénient en laissant pendant quelques minutes le trocart dans le ganglion ; de la sorte l'excès de vapeurs est chassé au dehors.

M. Broca, tout en reconnaissant des avantages à ce procédé, préfère cependant l'extirpation pour la forme lymphomateuse de l'adénite suppurée ; cette forme se caractérise ainsi : un ganglion grossit, atteint le volume d'un œuf de poule, s'aplatit en galet, reste souple ; puis d'autres glandes se prennent autour de lui ; de proche en proche, tous les ganglions du cou sont pris, donnant le type proconsulaire ; la masse est indolente, la pression ne provoque aucune douleur, aucun trouble de compression, et en cela ces adénites diffèrent des lympho-sarcomes qui sont durs, se fixent vite entre eux et aux organes voisins, et donnent lieu à de graves troubles de compression. Ces adénites sont justiciables de l'extirpation ; mais c'est une minorité dans le nombre des adénites.

M. Broca préfère également l'extirpation des adénites caséeuses, la méthode des injections modificatrices étant longue et hasardeuse.

Restent les adénites suppurées que M. Broca abandonne aux injections modificatrices, et les adénites compliquées de fistules pour lesquelles il recommande l'extirpation ; il considère que cette opération est toujours exécutable, et voici la technique de cette intervention qu'il exécute si brillamment ; il faut faire l'incision parallèle au bord de la mâchoire ou au sterno-mastoïdien, en tous cas on commencera en avant du sterno-mastoïdien car il est important de commencer par libérer la jugulaire de manière à pouvoir aller vite, ensuite, sans faire courir de dangers au malade ; de plus, une plaie cervicale moyenne permet d'atteindre des ganglions très postérieurs, très hauts ou très bas, des ganglions de la nuque, de la région parotidienne ou du creux sus-claviculaire. L'exploration devra être attentive, surtout en arrière de la jugulaire, afin de ne pas laisser de ganglions infectés en voie d'évolution. M. Broca conseille pour l'intervention l'emploi de ciseaux mousses et courbés ; il faut toujours toucher le fond de la plaie au chlorure de zinc ; sur 370 cas qu'il apporte, M. Broca n'a jamais rencontré de ce fait des escharres mortelles de la paroi des veines, telles que Manson les a observées sur le chien.

Au point de vue esthétique, il est nécessaire d'éviter les sections musculaires qui déforment la région et dont on peut presque toujours se passer ; si on y a recours, une suture soignée devra déterminer la cicatrisation en bonne position ; nous ne signalerons que les autres inconvénients possibles, section nerveuse, et éléphantiasis de la région, cas rapportés par Riedel, nous arrivons à la discussion de cette question ; la cicatrice opératoire est-elle disgracieuse au point de ne pas mieux valoir que la lésion ? Evidemment la cicatrice existe ; aussi, dit M. Broca, ne doit-on opérer que dans des cas déterminés.

La cicatrice opératoire, dit M. Petit, nette, blanche, lisse, est certes plus jolie que ces cicatrices irrégulières, minces, déprimées, violettes, qui sillonnent le cou, qui résultent de l'évolution spontanée de l'adénite tuberculeuse ; c'est aussi notre avis, mais nous n'entendons pas qu'on doive laisser évoluer spontanément le ganglion tuberculeux ; M. Petit conseille, tout en ménageant l'esthétique, de pratiquer des incisions de cinq centimètres de long qu'il ne faut pas hésiter à faire en L, en T même et prolonger s'il est nécessaire plus qu'on ne l'aurait désiré.

Pour éviter une cicatrice vicieuse et trop apparente, l'opérateur soigneux fera un affrontement bien exact des lèvres de la plaie, et s'il est nécessaire pratiquera secondairement une extirpation de la cicatrice et une suture intradermique ; la cicatrice sera linéaire et convenable en coupant les fils profonds vers le troisième ou quatrième jour, en enlevant les sutures avant qu'elles n'aient entamé la peau.

Les résultats de cette opération, dit M. Petit, sont excellents ; Manson sur 40 opérés a eu 21 guérisons complètes, soit 52 pour 100, et 19 récidives.

Brunh sur 40 cas opérés, trouve : 28 guérisons complètes et 12 récidives.

M. Petit apporte une statistique de 35 cas, traités par l'extirpation ; il a observé 29 guérisons, six récidives : au total, sur 115 malades opérés, en additionnant ces trois statistiques, il n'y a eu jamais de mort opératoire et l'on a constaté 78 guérisons, ce qui fait du 67,9 pour cent.

Tels sont donc les arguments des partisans plus ou moins avancés de l'extirpation ; que peut-on leur répondre ?

Le procédé, disent-ils, est d'une parfaite innocuité : il n'y a aucune mort opératoire dans les statistiques que nous avons citées ; nous ne croyons pas que le procédé que nous allons préconiser qui est celui des injections modificatrices ait à son actif, par sa gravité, des morts opératoires ; s'il en existe, elles seraient dues à la maladresse de l'opérateur, on en trouverait également produites par la même cause dans le traitement par l'extirpation ; mais nous n'avons pas à nous en occuper, la méthode n'est pas ici en cause.

Le procédé de l'extirpation donne environ 33 pour 100 de récidives ; les injections modificatrices n'en donnent pas davantage comme on peut s'en convaincre en lisant les statistiques ; certaines, même, ont un pourcentage plus élevé de guérisons d'emblée.

Enfin quelque belle que soit la cicatrice, résultat du traitement par l'extirpation ; quelque facilité que la coquetterie donne à la femme, comme l'a dit Segond, de dissimuler cette cicatrice, elle n'en persiste pas moins ; pourquoi donc préférer une méthode qui n'offre aucun avantage et qui a l'inconvénient d'être sanglante, de faire courir au malade le risque de l'anesthésie au chloroforme, aboutit enfin à une cicatrice, moins disgracieuse certes que celle due à l'évolution spontanée de l'adénite, mais cependant bel et bien cicatrice ?

Nous sommes persuadé qu'il y a lieu d'étendre la pratique des injections à beaucoup de cas auxquels les chirurgiens refusent de l'appliquer, et que, de même qu'on revient en pathologie aux idées de Verneuil, « l'inflammation fait le lit de la tuberculose », il faut revenir plus qu'on ne le fait à ses principes de thérapeutique en matière d'adénites cervicales, et employer les injections modificatrices qu'il sut opposer avec succès aux autres procédés chirurgicaux.

Cette méthode est due à Luton, de Reims, qui l'employa le premier ; tour à tour, on a injecté la teinture d'iode, la liqueur de Fowler, la solution phéniquée à trois pour cent, la solution de nitrate d'argent ; on employa ensuite le chlorure de zinc. C'est à Verneuil qu'on doit l'emploi de l'éther iodoformé. MM. Schwartz, David, Gaudemard, Berchon préfèrent le naphtol camphré.

C'est cette méthode des injections modificatrices telles que les pratique Calot, que nous préconisons, ne réservant l'extirpation que pour certains cas bien spéciaux.

Cette opinion que les adénites cervicales de la scrofule sont infiniment moins graves par elles-mêmes que par les stigmates si disgracieux qu'elles laissent trop souvent après elles, Bazin l'exprimait déjà dans son *Traité de la scrofule.*

Le docteur Calot est du même avis, et voici la conduite qu'il trace pour les différents cas :

Lorsque l'adénite est ramollie ou suppurée, mais non ouverte, c'est un cas particulièrement facile à traiter.

Les chirurgiens, pour la plupart, recommandent de s'attaquer aux adénites dures, craignant qu'elles ne se ramollissent ; or, le point de vue est tout différent ; les uns pensent à l'extirpation ; ici, nous ne voyons que la méthode des injections modificatrices.

Dans le cas actuel, on se trouve donc en présence

d'un abcès froid; les injections bien maniées doivent pouvoir en obtenir la guérison, mais il faut une assez longue pratique avant de savoir en tirer toutes les ressources qu'on en peut attendre.

La première précaution à prendre, si la peau de la région est déjà un peu modifiée dans sa consistance et dans sa coloration, c'est de tâcher de maintenir les téguments dans un parfait état d'intégrité.

Si la pression semble trop grande à l'intérieur de la poche, il faut la vider avant de tenter toute injection; quand le danger de rupture de la collection semble passé, seulement on injectera les solutions modificatrices; on peut avoir, dit Calot, à faire dans ces cas, deux à trois ponctions par 24 heures pendant plusieurs jours, avant de pouvoir vraiment entreprendre la cure réelle de l'affection.

Si l'adénite, au contraire, est à la période d'induration, il ne faut pas se presser de l'extirper, car en attendant on pourra éviter au malade la tare d'une disgracieuse cicatrice. L'attente permet parfois à l'adénite de marcher vers la résolution spontanée; le traitement général dont nous avons parlé plus haut, une fois la dent cause de tout le mal enlevée, peut finir même au bout de longtemps, par avoir raison de l'adénite. Sinon, c'est la phase de ramollissement qui surviendra et l'on agit comme précédemment.

Il arrive parfois, et ce cas, en même temps qu'il est moins fréquent, est des plus défavorables, que l'adénite ne se résout ni ne se ramollit. Lorsqu'on a attendu suffisamment, et ce peut être une question non de jours, mais de semaines ; lorsqu'on a, en quelque sorte, acquis la certitude que l'adénite n'évoluera pas, au moins d'ici longtemps, on sera autorisé à provoquer le ramollissement ou la résolution de l'adénite. Certains agents, tels que le naphtol camphré ou le chlorure de zinc, donnent indifféremment l'un de ces deux résultats ; malheureusement, on ne sait, lorsqu'on s'en sert, à quelle terminaison l'on aboutira.

La solution de chlorure de zinc à un pour cinquante est peu douloureuse et c'est l'agent qui semble le plus sûrement déterminer le ramollissement de l'adénite en provoquant la mortification du tissu.

On en injecte dans le centre du ganglion deux à trois grammes et l'on recommence tous les deux jours ; au bout de trois ou quatre injections, le ramollissement est assez accentué pour qu'on puisse commencer les ponctions évacuatrices et les injections habituelles de naphtol camphré.

Si les ulcérations cutanées existent, s'il y a des fistules compliquées de pertes de substances, ces cas, ainsi que ceux que nous avons rapportés plus haut sont justiciables de l'intervention sanglante.

Le professeur Le Dentu s'est d'ailleurs rangé aux opinions thérapeutiques du docteur Calot en matière d'adénites tuberculeuses suppurées.

Disons, pour être complet, qu'un des points les plus essentiels du traitement est d'arriver à conserver dans la cavité, d'une injection à l'autre, le liquide introduit, et que le séjour au bord de la mer paraît contribuer pour une grande part aux bienfaits d'un tel traitement.

Telle est la méthode que l'on peut indiquer pour les complications des adénites d'origine dentaire ; nous ne donnons pas ici de statistiques de ces sortes d'interventions ; les ouvrages spéciaux en abondent, et ce serait nous écarter de notre sujet.

Nous espérons avoir montré par l'exposé du traitement local et général des adénites d'origine dentaire, les relations étroites de la stomatologie et de la biologie générale ; et avoir affirmé une fois de plus que la stomatologie n'est qu'une branche de la médecine.

Jusqu'ici, les adénites d'origine dentaire qui forment actuellement, et le progrès scientifique, nous en sommes sûr, reculera encore leurs limites, environ 50 0/0 des adénites cervicales, ont été trop souvent méconnues, et lorsqu'on les a décelées, traitées par le chirurgien ; nous espérons avoir démontré que la stomatologie peut à bon droit les déclarer siennes ; la méthode de traitement de la cause (soins ou extraction de la dent) que nous indiquons est au premier chef du ressort du docteur-dentiste ; le traitement des adénites rebelles malgré cette intervention, par les injections modificatrices, peut passer entre ses mains ; le matériel opératoire, la technique, sont tels qu'il puisse les pratiquer.

Nous voyons ainsi chaque jour s'agrandir le cadre de cette spécialité, et, en même temps que nous revendiquons pour la stomatologie l'étiologie et le traitement de presque la moitié des adénites cervicales, acquisition qui nous semble du plus haut intérêt pour la constitution scientifique de cette branche médicale, nous croyons avoir apporté une nouvelle preuve, en présence des incursions de plus en plus étendues de la stomatologie dans toute la pathologie, de la nécessité pour le dentiste actuel de savoir porter ses regards au delà de l'état local, d'être, en un mot, docteur en médecine, et, pour la Faculté, de ressaisir l'enseignement de la stomatologie qu'elle a trop généreusement abandonné.

CONCLUSIONS

Les adénites cervicales sont dans plus d'un tiers des cas d'origine dentaire. Cette proportion, vraie pour les adénites tuberculeuses, semble au-dessous de la vérité pour les adénites simples ; nombre d'adénites d'autre origine sont entretenues ou aggravées par des lésions dentaires.

Les données anatomiques et l'expérimentation justifient la possibilité d'une telle origine.

Les lésions ou phénomènes dentaires capables de provoquer ces adénites sont par ordre de fréquence : la périostite alvéolo-dentaire aiguë ou chronique (la plus importante), accompagnée ou non de carie pénétrante, la carie pénétrante, l'évolution des dents permanentes (deuxième et troisième dentition) ; les ulcérations jugales ou linguales produites par le bord tranchant d'une dent cariée.

Les causes générales sont les mêmes que pour les

autres adénites : âge, hérédité, terrain, surmenage, température ; la malpropreté buccale joue en outre un rôle prédisposant et efficient.

Les adénites d'origine dentaire sont simples ou tuberculeuses. L'adénite simple est indifféremment aiguë ou chronique.

L'adénite tuberculeuse, rarement aiguë d'emblée, succède ordinairement à l'adénite chronique simple ; son évolution est lente ; elle a peu de tendance à se généraliser et à tuberculiser l'individu.

Il est une forme d'adénite chronique d'origine dentaire qui simule la bacillose, mais qui n'en est pas. La marche, les symptômes, les caractères macroscopiques sont ceux de la tuberculose ; l'inoculation au cobaye et à défaut d'elle, la facilité de la guérison après la suppression de la cause, assurent le diagnostic différentiel.

Si cette forme ne diminue en rien le pourcentage de l'origine dentaire des adénites, elle comprend du moins nombre de cas à retrancher du domaine de la tuberculose cervicale, et enseigne la circonspection dans le diagnostic.

Le diagnostic de l'origine dentaire des adénites est affirmé par l'absence des autres causes qui pourraient les produire, et par la présence dans le territoire ganglionnaire atteint, des lésions dentaires que nous avons citées. Comme des lésions dentaires peuvent entretenir et compliquer des adénites d'autre origine, nous poserons ce principe :

En face d'une adénite cervicale, le médecin devra toujours et de parti pris explorer la bouche du malade.

Les complications des adénites d'origine dentaire (phlegmons, angine de Ludwig, destruction des tissus) peuvent devenir redoutables si l'intervention n'a pas lieu; celle-ci est donc nécessaire.

Cette intervention portera sur la cause générale et sur la cause efficiente ; le traitement général sera commandé par l'état du sujet.

Le traitement local comprendra: l'antisepsie buccale, l'extraction de la dent, toujours, s'il s'agit d'une dent temporaire ; sinon, lorsque l'adénite est aiguë ; autrement, des soins essaieront d'abord de conserver la dent, car le docteur-dentiste en même temps qu'il doit sauvegarder la santé de son malade, ne doit pas perdre de vue qu'il a aussi pour tâche de lui conserver son esthétique.

Aucune intervention n'est nécessaire du côté de l'adénite, dans la majorité des cas.

Si les soins prodigués à la dent, ou son extraction, n'amènent pas la régression de la tumeur, comme la gravité du pronostic des adénites cervicales réside surtout dans les cicatrices mutilantes qu'elles laissent si elles viennent à s'ouvrir à l'extérieur, le praticien devra porter tous ses efforts à empêcher ce résultat.

Pour cela, les injections modificatrices sont la méthode de choix ; le stomatologiste doit pouvoir les pratiquer lui-même ; l'extirpation sera réservée pour les cas extrêmes.

Le traitement prophylactique est de toute importance ; c'est l'obturation de toute carie, dès qu'elle est constatée, qu'il s'agisse de dents temporaires ou de dents permanentes ; ce sont les soins de propreté qui rendront moins nocif le milieu buccal.

OBSERVATIONS

Les observations d'adénites d'origine dentaire commencent à être fréquentes dans les auteurs et certaines formes se rencontrent souvent dans la pratique courante ; il était donc facile d'en réunir ici un grand nombre ; plutôt que d'accumuler les documents sur certains points du sujet, nous avons préféré prendre dans la littérature médicale, et dans nos notes, un petit nombre d'observations de cas typiques, donnant chacune un exemple des variétés ou des particularités que nous avons décrites.

Nous réunissons ici vingt-trois observations, seize recueillies dans les travaux antérieurs, et sept personnelles, que nous faisons suivre d'un court commentaire destiné à mettre en relief les caractères importants du cas exposé.

Observation I

(Communication du docteur de Grandmaison à la Société de stomatologie).

Adénite chronique simple d'origine dentaire chez une jeune fille scrofuleuse ; guérison par l'extraction des dents.

Cette malade, âgée de 17 ans, dit le docteur de Grandmaison, est une scrofuleuse avérée ; dans son enfance, à l'âge de 11 ans, elle a eu mal aux yeux pendant plus de six mois ; en même temps elle avait dans la région cervicale inférieure droite, au voisinage de l'épaule, une glande qui a suppuré près de 18 mois.

Depuis, elle a eu des adénopathies multiples et successives ; elle vient de faire à l'hôpital St-Louis un séjour pendant lequel ses adénites ont été successivement curées, si bien qu'actuellement toute la région cervicale, jusqu'au voisinage de l'extrémité de la branche montante du maxillaire inférieur, est recouverte d'un collier de cicatrices, dont quelques-unes ne sont pas encore fermées.

Le 30 août M. de Grandmaison examine la malade pour la première fois ; en plus de ces adénopathies, la figure est enflée ; les lèvres, les joues, le menton sont tuméfiés. La mâchoire est dans un état déplorable, bien que la malade soit âgée seulement de 17 ans. Des quatre incisives de la mâchoire supérieure, trois sont réduites à l'état de chicots informes ; à la mâchoire inférieure, les deux dernières molaires sont de chaque côté, presque entièrement détruites par la carie ; les gencives sont gonflées et tuméfiées ; la jeune fille, qui ne s'est jamais nettoyé les dents, reçoit toutes les instructions nécessaires et elle est confiée au dentiste de l'hôpital Tenon.

31 août. — Extraction des 3 incisives cariées de la mâchoire supérieure.

4 septembre — L'enflure des lèvres et des gencives a disparu.

5 septembre. — Extraction des 2 molaires inférieures gauches cariées.

12 septembre. — Extraction des deux molaires inférieures droites cariées.

17 septembre. — Le visage ne présente plus le moindre gonflement ; toutes les cicatrices opératoires que présente la malade au cou et au visage, persistent mais autour d'elles les tissus ont recouvré leur souplesse.

Cette observation nous montre l'influence pernicieuse et du mauvais état de la bouche, et du terrain sur les lésions décrites, et sur l'intensité de la réaction des ganglions ; nous n'en voyons pas moins sous l'influence du traitement causal, certaines manifestations disparaître en quinze jours, d'autres s'atténuer, alors que le traitement sanglant n'avait donné qu'une amélioration relative ; si donc la scrofule aide à la production des adénites, elle ne suffit pas à les expliquer.

Observation II

(Communication du docteur de Grandmaison à la Société de stomatologie.)

Adénite chronique simple d'orgine dentaire, chez une enfant, aggravée par le mauvais état de la bouche. — Guérison par l'extraction des dents et l'antisepsie buccale.

8 août. — Clémentine B..., 13 ans ; enfant robuste, bien taillée, qui n'a jamais été malade et dont le père et la mère sont en état de santé parfaite ; aucun symptôme de scrofule. Depuis

six mois, cette enfant porte à l'angle droit de la mâchoire une tuméfaction arrondie, un peu rénitente, non douloureuse, qui occupe le ganglion rétro-maxillaire ; la peau n'est pas adhérente aux plans profonds. L'enfant est arrivée jusqu'à l'âge de 13 ans sans s'être jamais servie d'une brosse à dents. Les gencives sont rouges, enflammées, fongueuses : la première grosse molaire inférieure droite est dans un état de carie avancée ; les lésions gingivales sont plus intenses à son niveau.

M. de Grandmaison ordonne quatre fois par jour, un nettoyage sérieux des dents et des gencives avec une brosse un peu dure et la poudre suivante :

Borate de soude...	ââ 50 gr.
Craie préparée....	

Lavages fréquents de bouche avec de l'eau phéniquée à 10 pour 1000.

10 août. — Avant de conduire l'enfant au docteur Lempert, on constate que l'adénite a diminué de moitié grâce à l'antisepsie buccale.

16 septembre. — Deux dents, dont la première molaire inférieure droite, ont été enlevées, et l'adénite n'a plus que le volume d'une petite noisette.

26 septembre. — L'adénite n'a plus que les dimensions d'une pièce de 0 fr. 50 et fait à peine saillie sous la peau.

Le docteur de Grandmaison prescrit pendant les 20 premiers jours du mois, une cuillerée à soupe de sirop iodotannique le matin ; pendant les dix derniers, une cuillerée à soupe de :

Arséniate de soude...	5 centigr.
Eau..................	150 gr.

Ici, l'influence du terrain ne peut plus être invoquée comme dans l'observation précédente ; il n'y a plus trace de scrofule. L'adénite est bien d'origine dentaire, aggravée par l'état de la bouche, ainsi que le prouve l'efficacité du traitement.

Observation III

(*In* Adénopathies cervico-faciales d'origine dentaire. — Docteur Mainguy. *Gazette médicale de Nantes*, 28 avril 1900.)

Adénite aiguë sous-maxillaire, suite de carie d'une dent temporaire.

Le jeune X..., 7 ans, habitant à Nantes, est amené au dispensaire de la rue Mercœur dans les premier jours de décembre 1899.

Antécédents héréditaires nuls. Antécédents personnels sans importance ; l'état général paraît bon, l'enfant est cependant un peu pâlot, n'ayant pas dormi depuis 3 nuits.

Brusquement, sans cause appréciable, la mère a vu se développer sous le maxillaire gauche une tumeur qui en quelques jours est devenue volumineuse, et au niveau de laquelle la peau est actuellement rouge, tendue et chaude ; l'enfant, me dit-elle, souffre quelquefois des dents.

Il existe une carie pénétrante au niveau de la molaire temporaire gauche, la gencive est rouge, injectée, la bouche très sale exhale une odeur repoussante, une sonde introduite dans la dent cariée ramène quelques globules de pus.

Extraction, lavages alvéolaires au sublimé, gargarismes antiseptiques.

Huit jours après, les accidents aigus ont complètement disparu, la suppuration ne s'est pas ouverte à l'extérieur, la tumeur est réduite au volume d'une noix, quinze jours après je revois l'enfant qui a repris son appétit et sa mine ordinaire, cette fois complètement guéri.

Nous devons retenir : l'influence des caries de la dentition temporaire ; l'activité et la susceptibilité à l'infection du ganglion dans l'enfance, ainsi que le prouve la rapidité du processus ; la possibilité de guérison de l'adénite aiguë sans suppuration à l'extérieur, et comme corollaire, la nécessité de soigner les dents temporaires à l'égal des dents permanentes

Observation IV

(*Id.*)

Adénite suppurée d'origine dentaire ; kyste paradentaire ; guérison par l'extraction de la dent.

Mlle C..., âgée de 8 ans environ, demeurant à L. B..., est atteinte en septembre 1899, d'une tumeur, occupant la fossette sous-maxillaire gauche, ayant au début le volume d'une noisette et qui prenant une marche rapide atteint en quelques mois le volume d'un œuf de pigeon.

Le médecin consulté diagnostique une adénite tuberculeuse et conseille l'application d'une pommade mercurielle. Sous l'influence de cette expectation déguisée, la tumeur persiste, la peau rougit, et la suppuration s'établit.

La malade est amenée à mon cabinet le 4 janvier 1900 ; l'état général paraît bon ; pas de trace de tuberculose, les antécédents personnels héréditaires sont nuls ou insignifiants. A égale distance de l'angle rétro-maxillaire gauche et du menton il existe une adénopathie volumineuse, la peau est rouge, violacée, par un orifice déchiqueté le pus s'écoule ; pas de trace d'induration autour de cet orifice, pas de sensation de cordon de tissu de sclérose le reliant aux dents, pas de rétraction.

Muqueuse buccale et gencives en assez bon état : carie pénétrante de la racine mésiale de la dent de 6 ans du maxillaire inférieur gauche, avec rougeur et vascularisation de la région gingivale à ce niveau.

L'extraction est immédiatement pratiquée, la dent extraite est volumineuse et présente à l'apex de la racine incriminée un petit kyste paradentaire épithélial. A la surface de ce kyste apparaît une gouttelette de pus.

Lavage de l'alvéole au sublimé ; gargarismes antiseptiques.

Le 2 février je revois l'enfant ; la suppuration a persisté 8 jours, puis la cicatrisation s'est faite très rapidement, en même temps que disparaissait l'adénopathie ; mais la cicatrice, quoique petite, persistera, je le crains.

Ici, c'est la méprise habituelle ; la cause et la nature de l'adénite ont échappé tout d'abord ; nous voyons l'influence désastreuse de la pommade mercurielle, et la possibilité d'enrayer tous ces accidents, uniquement par le traitement dentaire. A noter l'existence d'un kyste radiculo-dentaire.

Observation V

Phlegmon de la face et du cou, complication d'adénite d'origine dentaire, consécutif à une ostéo-périostite du maxillaire inférieur. Large incision externe, pansements antiseptiques. Amélioration. Rechute. Persistance de la suppuration. Extraction de la dent de sagesse. Guérison.

(Alexandre Barillet *Th.*, Paris, 1891.)

Le 13 février 1901, le nommé Neveu, mécanicien, entre dans le service de M. Terrier, à l'hôpital Bichat, pour un énorme phlegmon de la face et du cou. Ce malade offrait une température élevée, de la contracture des mâchoires rendant l'alimentation solide impossible ; une incision horizontale de 0,02 qui fut faite au niveau de l'angle de la mâchoire donna une grande quantité de pus. Un stylet enfoncé par la plaie arrivait sur l'os dénudé.

L'état général s'améliora et les phénomènes locaux inflammatoires présentèrent une sédation remarquable, le gonflement même avait presque complètement disparu.

Le 24 une nouvelle poussée inflammatoire aiguë se produisit, l'œdème primitivement limité au cou et à la joue gagna la paupière. A l'examen fort pénible de la bouche on constata la carie de la dent de sagesse inférieure droite. L'extraction pratiquée amena la suppression de la suppuration, la fermeture de la fistule, enfin la guérison complète, rapide.

Faute du traitement approprié, qui est le traitement dentaire (et pour la dent de sagesse particulièrement, l'extraction), nous voyons l'intervention sanglante échouer, et les phénomènes ne disparaître qu'après l'extraction de la dent ; c'est, de plus, un bel exemple de complications d'adénite d'origine dentaire.

Observation VI

Fistules cutanées multiples, suite d'arthrite et d'adénites chroniques d'origine dentaire. — Tuméfaction de tout le côté droit, depuis le sommet de la tête jusqu'à la clavicule. — Guérison.

(Docteur Roux, de Meximieux, *Bull. de thérapeutique*, 1872. t. LXXXIII, p. 121.)

Jean Goyet, propriétaire aux Gaboraux, âgé de 26 ans, entra dans notre hôpital le 5 août 1847. Il avait tout le côté droit de la tête et du cou, depuis le sinciput jusqu'à la clavicule, énormément tuméfié, et formant sur la tempe et les pommettes un relief qui dépassait de cinq centimètres le niveau ordinaire de la face. Les parties molles envahies par cette vaste inflammation chronique étaient dures, comme squirrheuses, sans fluctuation aucune, et présentaient douze plaies correspondant à autant d'abcès qui avaient été percés par la lancette ou qui s'étaient ouverts spontanément.

De ces plaies, trois occupaient le cuir chevelu, trois la tempe, une la région sous-orbitaire, trois le milieu de la joue, et deux la région sous-claviculaire ; quelques-unes étaient petites et affectaient par leur forme une ressemblance frappante avec les ouvertures des fistules du périnée ; d'autres, celles surtout qui siégeaient sous la clavicule, étaient plus larges et simulaient des ulcères scrofuleux ; toutes fournissaient une suppuration assez abondante et, réunies à la tuméfaction et à la coloration violacée des tissus, elles donnaient à la figure de ce malheureux jeune homme un aspect repoussant.

L'état général n'était pas moins grave que l'état local ; le reserrement extrême des mâchoires rendant l'introduction des aliments difficile et douloureuse et la mastication impossible, le malade était épuisé à la fois par l'inanition et les souffrances ; le découragement s'était emparé de lui, il désespérait de la guérison, et ce ne fut qu'avec beaucoup de peine qu'il put répondre à mes questions, attendu qu'il était réduit à ne parler que des lèvres et de la langue dont les mouvements mêmes étaient gênés par le manque d'espace. Il nous dit que sa maladie datait de quatre mois, qu'il avait du côté droit, en haut et en bas, plusieurs dents cariées dont il avait beaucoup souffert au début, mais dont il ne souffrait plus depuis longtemps.

Quel diagnostic fallait-il porter ? S'agissait-il ici, comme on l'avait cru, ainsi que me l'affirmait le malade, d'une affection cancéreuse ou scrofuleuse ? La rareté du cancer à cet âge, et d'autre part la vigoureuse constitution de ce jeune homme, qui, jusqu'à cette époque, avait joui d'une santé parfaite, qui appartenait d'ailleurs à une famille saine et n'avait jamais été exposé aux causes occasionnelles de la scrofule, écartaient ces deux suppositions. C'était plus vraisemblablement à la présence des dents cariées dont le malade nous avait parlé qu'il convenait d'attribuer la cause des désordres dont je viens de tracer le tableau ; mais, si le diagnostic me paraissait certain, l'application était loin d'être facile. Comment, en effet, extraire des dents molaires chez un sujet dont l'écartement intermaxillaire mesurait à peine un centimètre?

Pendant les trois premiers jours de son entrée à l'hôpital, je travaillai à agrandir cet écartement en insérant entre les canines inférieures et supérieures, de chaque côté, des petits coins en bois renouvelés toutes les trois heures et progressivement augmentés de volume. Arrivé ainsi à ajouter deux centimètres à celui qui existait déjà, je parvins, après plusieurs tentatives pénibles, à placer un crochet de la clef de Maury sur la première petite molaire inférieure, dont je fis l'extraction ; cette dent n'avait aucun mal, mais le vide qu'elle laissa me permit de saisir et d'arracher la deuxième petite molaire, dont je constatai avec satisfaction que la couronne était altérée et que la racine exhalait la fétidité caractéristique. Dès le lendemain, la bouche s'ouvrit un peu mieux ; le 11 août, après un repos de quarante-huit heures, je pus extraire les deux grosses molaires, que je trouvai également cariées ; le 13, passant à la mâchoire supérieure, j'enlevai les deux grosses molaires correspondantes, et, à dater de ce moment, il y eut une amélioration progressive et rapide : les mâchoires s'écartèrent chaque jour de plus en plus, les mouvements de l'articulation furent de moins en moins douloureux, la suppuration diminua, puis, cessa tout à fait, les plaies se fermèrent et la résolution de cette énorme inflammation de tous les tissus de la face et de la tête fut complète le 1er octobre suivant, quarante-sept jours après les dernières opérations.

Il n'est resté à Goyet que douze cicatrices adhérentes, traces indélébiles de la redoutable maladie qui avait sérieusement compromis sa vie.

Nous avons rapporté cette observation *in extenso* parce qu'elle est des plus instructives et qu'elle date de plus d'un demi-siècle ; déjà l'expérience, sinon la clinique, indiquait l'influence de la dentition sur les adénites cervicales. C'est un exemple intéressant de la gravité de telles complications, de la difficulté de leur diagnostic et de l'action décisive du traitement causal opposé à l'échec du traitement appliqué à l'adénite elle-même.

Observation VII (Résumée)

Phlegmons du cou d'origine dentaire. Mort.

(A. Doig. *Brit. med. journ.*, 15 avril 1876).

R... (G.), âgé de 22 ans, militaire depuis quatre ans ; gonflement dur, douloureux, étendu à tout un côté du cou. Les glandes parotides, sous-maxillaire, sublinguales de ce même côté sont très tuméfiées et fort douloureuses (dents cariées de ce côté).

Plancher de la bouche soulevé et langue repoussée en haut. Hypersécrétion salivaire. Gêne considérable de la déglutition. Dyspnée intense. Insomnie. Anxiété paroxystique.

Ponction. Pas de pus.

Mort par asphyxie le 8 février.

Autopsie, quarante-trois heures post-mortem. Tout le côté gauche du cou, depuis le maxillaire inférieur jusqu'au-dessous de la clavicule, est transformé en une masse demi-liquide, sphacélée, répandant une odeur extrêmement fétide. Tous les tissus de la région, glandes, muscles, tissu cellulaire, sont presque complètement détruits. La portion du maxillaire en contact avec la glande sous-maxillaire, détruite, est décollée de son périoste. Dans la cavité buccale, on trouve la muqueuse, l'épiglotte, et les replis vocaux tuméfiés, rouges et couverts d'un enduit de mucosités. Amygdales ulcérées.

Exemple net, dans l'alinéa de l'autopsie, de l'étendue des lésions qui peuvent produire les complications de l'adénite d'origine dentaire, et de leur gravité.

Observation VIII

(*Thèse* Dumont, 1894)

Adénite sous-maxillaire. — Extraction d'une racine. — Guérison.

Mlle G..., 22 ans, a depuis six mois une grosseur sous le rebord gauche du maxillaire inférieur. A la consultation de l'hôpital, on lui a proposé l'opération à laquelle elle n'a pas consenti. Elle nous raconte qu'elle a souffert beaucoup des dents, plusieurs ont été extraites ; à l'examen de la bouche, les trois grosses molaires du côté gauche ont été enlevées, mais nous apercevons au niveau de la dent de sagesse un petit point rouge au milieu duquel se trouve une petite ouverture.

L'exploration au moyen de la sonde permet de reconnaître un débris de racine. Nous dégageons avec le thermo-cautère, et nous pouvons extraire, non sans peine, ce fragment de racine ; nous enlevons en même temps un petit séquestre.

Lavages de la bouche plusieurs fois par jour avec l'eau chloralée à 5 pour 100.

Au bout de quelques jours la malade est complètement guérie.

Exemple d'une malade ayant failli subir une opération pour une adénite causée par une racine, et que l'extraction de cette racine a radicalement guérie ; à noter qu'il s'agit là d'une infection péri-radiculaire, avec nécrose d'une parcelle osseuse voisine.

OBSERVATION IX (Résumée)

(Debrie, *Arch. méd. milit.*, mars, 1893)

Phlegmon gangréneux, complication d'adénite d'origine dentaire et de périostite aiguë. Guérison.

Fluxion dentaire (carie d'une grosse molaire inférieure gauche). La fluxion s'accroît et un ganglion parait au cou. Frissons, dyspnée. 3e jour, teinte érysipélateuse de la peau. Enduit diphtéroïde sur la muqueuse. Salivation. Soir, la température monte. Incision de la glande sublinguale ; pus sanieux mélangé de gaz ; 4e jour, débridement dans le fond de la plaie, nouvelle issue de pus ; 5e jour, amélioration, guérison.

Exemple de phlegmon gangréneux, complication d'adénite d'origine dentaire.

OBSERVATION X (Résumée)

(Reynier, Bull. et mém. Soc. Chir. 1892, obs. II)

Phlegmon gangréneux mortel, complication d'adénite d'origine dentaire, ayant évolué malgré l'extraction des dents.

Homme alcoolique, diabétique et albuminurique, deux dents cariées à droite : engorgement sous-maxillaire droit. Extraction de ces deux dents. Quatrième jour après l'extraction, signes habituels, salive sanieuse, fétide, masse pulpeuse, noirâtre, s'élevant de l'alvéole des dents extraites : 6e jour : la peau devient noirâtre dans les points déclives ; le traitement chirurgical ne put être tenté à temps ; 7e jour : mort.

Même exemple que plus haut, avec en plus l'issue fatale.

Observation XI

(*Thèse* de Blum, Paris, 1901.)

Phlegmon gangréneux du plancher buccal, en relation avec une carie dentaire.

Alfred B..., âgé de 36 ans, a toujours joui d'une bonne santé ; il est fort et robuste, exerce la profession de comptable. Ses parents sont morts et nous ne retrouvons rien d'intéressant dans ses antécédents héréditaires.

Personnellement, il n'a jusqu'ici fait aucune maladie grave.

Histoire actuelle. — Le malade souffre de névralgies dentaires assez fréquentes et dit avoir au côté gauche de la mâchoire inférieure une molaire cariée depuis deux ans environ.

Le 9 juin au soir, fatigué par un peu de surmenage, le malade rentre chez lui et se refroidit. Il sent une douleur de névralgie dentaire assez vive qui l'empêche de dormir.

Le 10, frissons, élévation de la température à 40 degrés. En même temps la région sous-maxillaire gauche est un peu empâtée ; il existe un léger trismus.

Dans la nuit, l'état général s'aggrave, le malade a du délire et un peu de dyspnée.

Le 11 juin, le trismus empêche absolument l'ouverture de la bouche et le malade peut à grand'peine faire passer un peu de liquide. Il souffre beaucoup.

Le 12, toute la région sous-maxillaire est tuméfiée des deux côtés, mais surtout à gauche. Température, 40°5.

Le 13 juin, le malade a eu plusieurs fois dans la journée des menaces d'asphyxie. Le soir il présente à l'examen les signes suivants : le facies est terreux, les traits sont altérés, les yeux brillants. Le malade qui a toute sa connaissance se plaint d'asphyxier et de souffrir surtout de la région sous-maxillaire gauche. Les lèvres sont en effet violacées et la respiration superficielle et précipitée. La voie est altérée, le malade parle entre ses dents et ne peut ouvrir la bouche. Les tentatives faites en ce sens ne permettent qu'un écartement de moins d'un demi-centimètre entre les arcades dentaires sur la ligne médiane. Par cette minime ouverture, on ne peut voir la langue, que le malade se plaint de sentir soulevée en masse vers le palais. Après avoir débarrassé le sillon gingivo-buccal de la salive épaisse, visqueuse et muco-purulente, à odeur infecte, qui s'écoule, on aperçoit le plancher buccal considérablement tuméfié, formant en arrière des dents un bourrelet qui porte leur empreinte et les dépasse en hauteur.

La région sous-maxillaire est infiltrée des deux côtés, dure, ligneuse, surtout à gauche ; c'est là que la douleur est le plus accusée. En aucun point, on ne sent de fluctuation même profonde. La phonation est difficile, la déglutition est très douloureuse et le malade l'évite instinctivement, laissant la salive putride s'écouler au dehors.

L'auscultation ne révèle aucun signe notable, non plus que la percussion. Le pouls est rapide et la température à 41°.

Le malade a eu ce jour de la diarrhée.

Il a par moments des crises de suffocation inquiétantes. L'urine est rare et très fortement albumineuse.

L'intervention est immédiatement décidée. Anesthésie au bromure d'éthyle puis au chloroforme. Incision de douze centimètres partant de la ligne médiane et parallèle au bord inférieur du maxillaire. Les tissus infiltrés de pus sont sectionnés profondément puis dilacérés à la sonde cannelée. Le malade qui n'a pris que quelques gouttes de chloroforme ne respire plus. Cependant la sonde cannelée enfoncée d'une grande profondeur, jusque vers la base de la langue en avant de l'épiglotte, donne issue à une petite quantité de pus collecté (environ 1 centimètre cube). Ce pus est grisâtre, mal lié et très fétide. Aussitôt le malade respire de nouveau. En forçant un peu l'ouverture des mâchoires, on aperçoit et on saisit la pointe de la langue à l'aide d'une pince à griffes ; la pince à langue ne pouvait pas pénétrer dans la bouche. La perte de sang a été minime. On place un drain et on tamponne légèrement avec de la gaze chiffonnée. On fait un pansement humide. Le malade se réveille et accuse un réel soulagement.

Le pus recueilli avec une pipette stérile dans la plaie même au moment de l'opération est gardé pour un examen bactériologique.

Le lendemain la fièvre est tombée à 38°5 et le pansement renouvelé le matin est légèrement souillé de pus. Le soir, 39°.

Le 15 juin, la suppuration a été plus abondante ; le pansement humide est renouvelé 3 fois par jour. Traitement tonique : Todd, quinquina.

Amélioration rapide jusqu'au 28 juin ; mais à ce jour il est encore impossible d'obtenir une ouverture suffisante de la bouche pour pouvoir extraire la dent malade. On voit en effet que la première grosse molaire gauche est cariée à sa face interne.

La région sous-maxillaire droite est devenue souple et indolore. Le côté gauche est moins empâté ; le drain a été raccourci à plusieurs reprises ; la plaie a bon aspect et bourgeonne. On extrait la dent le 7 juillet.

Le 15 juillet, la guérison est complète et l'albumine a disparu des urines.

Relation évidente de la tuméfaction sous-maxillaire gauche et de la dent cariée ; exemple de la conduite à tenir lorsque la dent n'a pu être extraite à temps ; nécessité de l'enlever dès qu'il est possible.

Observation XII

(Id.)

Adénite chronique d'origine dentaire, devenue tuberculeuse faute de traitement.

Amélie C..., 33 ans. entre à l'hôpital Necker, salle Lenoir, le 2 juillet 1896 pour des adénites cervicales tuberculeuses.

Antécédents héréditaires : nuls.

La malade n'a fait jusqu'à présent aucune maladie, mais vers l'âge de vingt ans, elle a souffert de dents cariées, à la mâchoire inférieure du côté gauche. Ces douleurs dentaires ont reparu à plusieurs reprises et la malade a eu à l'âge de 25 ans un abcès dentaire avec un peu de périostite à gauche. Cet abcès s'est ouvert spontanément et c'est à cette époque qu'elle s'est aperçue d'un ganglion sous-angulo-maxillaire gauche.

Après guérison de l'abcès, le ganglion a diminué, mais l'année suivante il a recommencé à grossir, cette fois sans douleur. Bientôt, d'autres ganglions se sont pris sous le sterno-mastoïdien.

Actuellement, la malade se présente avec un volumineux paquet de ganglions, occupant le tiers supérieur du cou et empiétant sur le tiers moyen.

La masse est située sous le sterno-mastoïdien et s'avance jusqu'à l'angle de la mâchoire. La tuméfaction est mobile, mais sa consistance est irrégulière ; on sent des parties dures à côté de points ramollis ; la peau est intacte et non adhérente.

Dans la bouche, on trouve deux molaires inférieures cariées ; les poumons sont sains ; l'état général est bon.

Opération le 4 juillet 1896. — Extirpation de tous les ganglions, dissection de la jugulaire interne sur une étendue de 5 centimètres environ. On trouve aussi des ganglions engorgés vers la nuque ; on les enlève. Attouchement au chlorure de zinc. Drainage, suture. Des ganglions enlevés, les uns ont le volume d'un œuf de pigeon et sont complètement ramollis et caséeux. D'autres plus petits présentent des foyers caséeux moins étendus. Suppression du drain le 7 juillet et section des fils profonds. Injection iodée. Ablation des fils le 11 juillet ; réunion parfaite ; injection iodée dans le trajet du drain, qui est déjà en partie comblé.

Le 14 juillet, la malade sort tout à fait guérie.

Nous n'avons pu revoir la malade qui est partie en province, mais nous avons eu de ses nouvelles. Son état est excellent ; il n'y a aucune récidive et la cicatrice, dit-elle, est à peine visible.

L'examen bactériologique du pus a donné les résultats suivants ; à l'examen direct, on voit quelques bacilles de Koch.

Les cultures sont restées stériles.

Un cobaye a été inoculé sous la peau avec des fragments des ganglions caséeux. On constate une tuberculose généralisée au bout de deux mois ;un second cobaye inoculéde la même façon avec les petits ganglions voisins est aussi devenu tuberculeux. Les coupes histologiques décèlent des lésions de tuberculose fibro-caséeuse. Dans les petits ganglions, on trouve un grand nombre de cellules géantes péri-folliculaires n'ayant encore entraîné presque aucune réaction autour d'elles.

Les caractères importants de cette observation sont la presque coexistence de l'abcès dentaire et du ganglion. Simple à l'origine, cette adénite chronique est devenue, faute du traitement nécessaire, tuberculeuse. Nous voyons là la réalisation de la parole de Verneuil : « l'inflammation fait le lit de la tuberculose. »

Observation XIII

(Id.)

Adénite tuberculeuse d'origine dentaire, ayant continué d'évoluer malgré le traitement.

Antoine R..., 38 ans, boulanger, vient à l'hôpital Necker, le 11 mars 1896, pour des ganglions du cou.

Antécédents héréditaires. — Nuls au point de vue de la tuberculose. Cet homme a eu une fluxion de poitrine en 1882. Il est toujours un peu enroué mais il attribue cela à sa profession.

En janvier 1895, il a ressenti quelques douleurs vers l'angle de la mâchoire, du côté droit et s'est aperçu de l'apparition d'une glande qui roulait sous ses doigts. Il attribue cela à une dent gâtée. La glande a augmenté peu à peu jusqu'en mai. Depuis, elle est restée stationnaire et les douleurs ont disparu. Au dire du malade, cette tuméfaction, qui était primitivement très dure, a diminué de consistance.

En février 1896, douleurs dentaires ; extraction d'une molaire inférieure droite. A la suite, la tuméfaction augmente de volume.

Actuellement, la tuméfaction a le volume d'un œuf de poule ; elle est assez molle, presque fluctuante. Extirpation, le 14 mars, d'un ganglion tuberculeux suppuré et de plusieurs autres moins gros, mais contenant de petits foyers caséeux. Cautérisation au chlorure de zinc. Sutures ; guérison le 24 mars 1895. Revu le 30 mai 1897. Etat général bon. Récidive dans un ganglion carotidien du même côté. Opération le 1er juin 1898. Guérison.

Le pus n'a jamais donné que des cultures de streptocoques Mais les ganglions inoculés à deux cobayes, ont donné de la tuberculose généralisée.

Ici, le traitement rationnel a été impuissant à faire

régresser l'adénite ; remarquons la chronicité de cette adénite qui s'est ensuite tuberculisée, faute d'intervention dentaire au début.

Observation XIV

(*Thèse* de Petit, Paris, 1897.)

Adénite tuberculeuse d'origine dentaire.

Louise R..., 16 ans, entre le 21 juillet 1896 à l'hôpital Necker, salle Lenoir, pour ganglions suppurés sous-maxillaires gauches, d'origine dentaire.

Depuis janvier 1896, elle a beaucoup souffert des dents ; elle a de mauvaises dents, surtout à gauche ; au mois de mars, à la suite de ces douleurs, elle eut à gauche un abcès dentaire qui s'ouvrit dans la bouche. La région sous-maxillaire gauche est restée tuméfiée, mais non douloureuse.

Vers le 14 juillet, cette région est le siège d'un gonflement avec rougeur, mais sans douleur ; il n'y a pas de fièvre appréciable. C'est un ganglion qui suppure et qui dans la nuit du 20 au 21 s'ouvre spontanément.

22 juillet. — Extirpation des ganglions, fongueux, suppurés ; extirpation également des trois dernières molaires inférieures gauches.

1er août 1896. — La malade est guérie.

2 juillet 1897. — Continuation du bon état de santé.

Des fragments de ganglions caséeux et un petit ganglion qui ne paraît qu'hypertrophié, inoculés séparément à deux cobayes, donnent de la tuberculose généralisée.

Mêmes remarques que pour les observations XII et XIII ; sous l'influence de l'infection constante d'origine dentaire, la tuberculose finit par se greffer sur l'inflammation banale.

Observation XV

(*In* : Adénopathies cervico-faciales d'origine dentaire; docteur Mainguy. *Gazette médicale de Nantes*, 28 avril 1900.)

Adénite parotidienne double d'origine dentaire, prise pour une adénite tuberculeuse ; forme lente ; insuccès du traitement général seul.

L'histoire de la malade qui fait l'objet de cette observation est intéressante à un double point de vue ; d'abord, parce qu'elle constitue un cas de plus à ajouter à ceux déjà cités, d'adénite d'origine dentaire méconnue, et ensuite parce qu'elle m'a permis de redresser un diagnostic erroné, que j'avais fait alors que j'exerçais à la campagne la médecine générale.

Il s'agit d'une femme âgée de 37 ans environ, cultivatrice, la dame D... de la Chev. Cette femme, dont la dentition est dans un état tellement lamentable qu'à l'exception de ses incisives inférieures et de ses canines supérieures, il est impossible de trouver une dent qui ne soit complètement cariée et dont il ne reste que les racines, suppurant toutes plus ou moins ; cette femme, dis-je, vint me trouver en février 1897, pour me montrer une tumeur qu'elle portait à la région parotidienne gauche. Ayant négligé alors l'examen de la bouche, et ne trouvant aucune explication apparente de cette adénite, je dus, sans raison plausible, du reste, la rattacher à la tuberculose ganglionnaire, et lui conseillai, avec l'huile de foie de morue, le séjour à la mer où elle se rendit pendant plusieurs mois sans en éprouver aucune amélioration locale.

Ayant appris mon retour à Nantes, elle vint me consulter dans les premiers jours de cette année, se plaignant non seulement de son adénite gauche, mais encore d'une poussée récente, mais légère, d'adénite parotidienne et sous-maxillaire droite.

Rien à noter dans les antécédents personnels et héréditaires, rien du côté du cuir chevelu, rien du côté de l'oreille ; l'état général est bon ; l'examen de la bouche me donne l'explication des accidents dont se plaint cette malade et j'en trouve la confirmation dans son récit que voilà.

« La grosseur, me dit-elle, a débuté il y a trois ans, à la suite de violents maux de dents, qui présentaient ceci de particulier, qu'à chaque fois que je faisais un mouvement de succion il s'écoulait par les dents une certaine quantité de liquide que je puis évaluer à un verre environ, et dont l'écoulement durait 10 à 15 minutes. Ceci se reproduisait trois et quatre fois par jour, et chaque fois, j'en éprouvais un soulagement notable, mais de courte durée. »

Il est évident que le liquide dentaire en question n'était autre chose qu'une hypersécrétion salivaire, due peut-être à l'action réflexe de l'affection dentaire, mais plus probablement au voisinage de l'infection du ganglion parotidien.

Ayant eu ces derniers temps des douleurs dans ses dents, du côté droit, elle a vu apparaître sous le maxillaire inférieur et au niveau de la région parotidienne, deux petites grosseurs, mais cette fois sans sialorrhée.

Le mauvais état de la bouche, d'une part, la coïncidence de l'apparition des tumeurs ganglionnaires et des maux de dents d'autre part; enfin les résultats négatifs de l'examen de l'état général, nous permettent de porter le diagnostic d'adénopathie d'origine buccale.

Séance tenante, nous enlevons sous la cocaïne neuf racines dentaires dans les maxillaires gauches, lavages des cavités alvéolaires au sublimé, gargarisme antiseptique.

Cette malade qui devait revenir se faire débarrasser de ses racines des maxillaires du côté droit, n'a pas été revue ; j'ai appris cependant que la tumeur pré-parotidienne du côté droit avait un peu diminué, mais n'était pas disparue totalement.

Cette observation est intéressante à plus d'un titre ;

elle nous montre la difficulté qu'il y a à diagnostiquer l'adénite chronique simple de l'adénite tuberculeuse, la nécessité de l'examen buccal, de parti pris, et l'inefficacité absolue du traitement général seul.

Observation XVI

(*Thèse* de R. Petit.)

Adénite chronique simple d'origine dentaire, simulant la tuberculose et cependant non tuberculeuse.

Emile Maz..., 39 ans, ferblantier, entre à l'hôpital Necker le 22 mars 1896 dans le service de M. Le Dentu, salle Malgaigne.

Il a commencé d'être malade il y a trois ans, il présenta un ganglion situé dans la région sous-angulo-maxillaire ; ce ganglion a grossi rapidement, se portant en haut et en arrière ; on lui a fait à ce moment des injections à l'hôpital. Deux mois plus tard, sans douleur, il sent un ganglion sous-mental engorgé ; celui-ci augmente de volume, se ramollit, suppure et laisse encore aujourd'hui un trajet fistuleux. Le premier ganglion a continué de grossir, deux ou trois autres voisins remontant vers la parotide se sont pris isolément, puis se sont fusionnés avec le premier, formant une saillie du volume d'un petit œuf et légèrement douloureuse au palper.

Le malade n'a rien dans ses antécédents qui puisse faire penser à la tuberculose ; il n'a pas maigri, il ne tousse pas ; rien aux poumons ; mais ses dents sont en mauvais état.

M. R. Petit l'opère le 24 mars 1896, extirpant un paquet formé par cinq ou six ganglions suppurés ; le 17 avril, il reste encore un trajet fistuleux sous-mental qui suppure et deux ganglions à gauche, l'un le long de la chaîne carotidienne, l'autre dans la région parotidienne. Ces ganglions sont extirpés le 15 août 1896 ; le 25 août la plaie était en voie de cicatrisation ; notons que les ganglions enlevés étaient suppurés.

Examen bactériologique. — Des lamelles préparées avec du pus et des frottis de ganglion, et colorées au Ziehl n'ont laissé voir aucun bacille de Koch ; le pus ensemencé après la première intervention et après la seconde, dans du bouillon et sur de la gélose, a cultivé en donnant chaque fois et sur les deux milieux, du streptocoque pur, à chaînettes de six à huit éléments ; ce streptocoque pousse assez abondamment. Inoculé au lapin, il est peu virulent ; un peu de gonflement de l'oreille, pas de réaction générale ni de suppuration. L'animal est très bien portant le cinquième jour après l'inoculation.

Inoculation de fragments des ganglions enlevés, le 24 mars et le 15 août 1896 ; les deux cobayes inoculés à ces dates n'ont absolument rien présenté qu'un peu de suppuration au point inoculé. La plaie s'est cicatrisée rapidement ; pas d'adénite. Les deux cobayes ont été sacrifiés le 10 octobre 1896 et n'avaient aucune trace de tuberculose.

Examen des coupes. Sur une coupe de la paroi d'un ganglion suppuré, on trouve par la méthode de Gram quelques cocci isolés et deux chaînettes courtes. (4 ou 5 éléments.) Les coupes colorées au picro-carmin ne présentent pas de cellules géantes ; le Ziehl ne révèle la présence d'aucun bacille de Koch. D'autres coupes ont été faites avec les ganglions plus petits et non suppurés ; on n'y trouve que des zones de congestion disséminées dans l'étendue de la coupe.

Nous n'avons rapporté ici qu'une observation de ce genre parce qu'elle est typique. C'est le tableau net, détaillé, des symptômes de la marche, des caractères de l'adénite tuberculeuse d'origine dentaire, et cependant cette adénite n'est pas tuberculeuse. On comprend quelle réserve le médecin doit apporter à la qualification de son diagnostic et de quelle inutilité serait dans un cas semblable le traitement général antituberculeux employé seul. En même temps que de telles possibilités doivent rendre le médecin prudent sur le diagnostic, elles doivent l'empêcher de prodiguer l'intervention sanglante dont une cicatrice sera la suite, et lui rappeler qu'avant de l'aborder il faut que trois autres stades du traitement aient échoué : les soins dentaires, l'extraction de la dent, les ponctions modificatrices.

Observation XVII (Résumée)

(In *Archives provinciales de chirurgie*, avril 1895. Albertin.)

Adénites géniennes.
Adéno-phlegmon génien, d'origine dentaire.

Blanch. Jules, âgé de 21 ans, coiffeur, vient à la consultation de M. Maurice Pollosson. Pas d'antécédents.

Le malade dit avoir souffert fréquemment des dents ; il présente de la carie dentaire mais on ne constate pas de traces d'ostéo-périostite.

Il y a 15 jours, le malade à vu survenir sur la joue gauche une tuméfaction, qui progressivement a augmenté et est devenue très douloureuse depuis 4 à 5 jours.

Actuellement, tuméfaction de la joue, phlegmon ramolli, fluctuant ; on l'incise ; il s'écoule du pus.

M. Albertin fait le diagnostic d'adéno-phlegmon génien.

Les observations d'adénites géniennes d'origine dentaire ne sont plus rares, beaucoup cependant ne sont pas des plus nettes, nous avons reproduit celle-ci qui est intéressante par la relation qui existe entre les lésions dentaires et l'adéno-phlegmon.

Observation XVIII (Personnelle.)

Adénite d'origine dentaire. Extraction de la dent. Guérison.

M. Ach..., 38 ans, caviste, vient à la consultation dentaire de la Charité le 26 octobre 1901 pour adénite cervicale et carie dentaire.

Il y a un mois, le malade s'est aperçu de la présence d'une grosseur située à l'angle de la mâchoire inférieure à gauche; cette tumeur, qui se trouvait éloignée d'un demi-travers de doigt du maxillaire, avait le volume d'une demi-noix.

Il y a trois jours, le malade constate par hasard la présence d'une grosseur nouvelle, qui était située à un travers de doigt au-dessus de la clavicule. En même temps, dit-il, qu'il vient pour montrer ces tumeurs, il désire se faire arracher une dent qui le fait souffrir par intermittences depuis plusieurs mois.

Antécédents héréditaires au point de vue de la tuberculose : nuls.

Antécédents personnels : une fièvre typhoïde dans la jeunesse, une bronchite compliquée d'un peu de pleurésie qui laissa longtemps après elle une légère douleur intercostale ; pas d'alcoolisme, dit-il ; pas de syphilis.

Etat général : bon ; le malade ne maigrit, ni ne tousse ; ni crachements de sang, ni perte des forces, ni sueurs nocturnes.

L'auscultation ne permet de constater aucune lésion.

Les adénites. — On constate à l'angle de la mâchoire inférieure, à gauche, une tuméfaction de la taille d'une demi grosse noix située à la moitié d'un travers de doigt de la mâchoire.

La peau est de couleur normale, un peu épaissie ; elle n'est pas adhérente à la tumeur, elle glisse facilement. La tumeur, consistante et indolore à la pression, n'est pas adhérente aux plans profonds : ses contours sont assez nets et bien limités.

La seconde tumeur, moins grosse que la précédente, est située à un travers de doigt au-dessus de la clavicule, en arrière du bord postérieur du sterno-cleido mastoïdien ; elle est plus superficielle que la tumeur précédente ; la peau, de couleur et d'épaisseur normales, est mobile, non adhérente ; la tumeur indolore, glisse sur les plans profonds.

On ne sent à la palpation aucun cordon de lymphangite intermédiaire.

Le malade nous dit que l'adénite de l'angle de la mâchoire est restée à peu près stationnaire depuis un mois ; son volume n'a que peu augmenté ; elle est survenue peu après que les douleurs dentaires dues à la dent de sagesse gauche se sont fait sentir.

Nous examinons la bouche du malade ; elle est en fort mauvais état ; à la machoire inférieure il ne reste que les deux canines, trois incisives, la dent de sagesse inférieure droite cassée au niveau du collet ; la dent de sagesse inférieure gauche dans le même état ; c'est cette dent qui fait souffrir le malade ; elle est atteinte d'une légère périostite chronique.

A la mâchoire supérieure, restent :

A droite, la troisième molaire ;
les racines de la deuxième molaire ;
la deuxième prémolaire ;
la racine de la première prémolaire ;

A gauche, la canine ;
la première molaire ;
la deuxième molaire.

La gencive est normale, sauf autour de la troisième molaire inférieure gauche ; il n'y a aucune ulcération buccale ; on constate un dépôt de tartre accentué sur les incisives et canines inférieures.

Persuadé que l'adénite reconnaît pour cause la présence de ces racines infectées de la troisième molaire inférieure gauche ou tout au moins est influencée par cette présence, nous procédons à l'extraction de cette dent ; peu adhérente au maxillaire, l'avulsion en est assez facile, en une seule fois ; les points où le périoste persiste sont le siège d'une congestion vive.

Nous recommandons au malade de se laver fréquemment la bouche avec des antiseptiques et de venir nous revoir, à moins de complication, au bout d'un mois.

Nous n'avons revu le malade qu'au milieu de janvier dernier, la grosseur sus-claviculaire avait complètement disparu, et cela, nous dit le malade, quelques jours après l'extraction de la dent ; l'adénite sous angulo-maxillaire n'était plus visible ; la palpation permettait encore de déceler une petite tumeur mobile, dure, roulant sous le doigt, de la taille d'un haricot.

Nous avons invité le malade à se laisser extraire la dent de sagesse inférieure droite, dont les racines infectées pouvaient à un moment donné occasionner des désordres semblables à droite ; mais il n'a pas voulu y consentir.

Observation type d'adénite d'origine dentaire, et de l'efficacité du traitement causal.

Observation XIX (Personnelle)

Adénite chronique passant à l'état aigu sous l'influence d'une ulcération jugale d'origine dentaire.

M. Guillaume G..., 19 ans et demi, garçon laitier, hospitalisé à la Charité, pour des adénites cervicales tuberculeuses, descend à la consultation dentaire.

Le début de l'état actuel date de trois semaines, mais le malade se souvient d'avoir eu des glandes depuis des années, ces glandes ont alors augmenté ; située primitivement sous l'angle de la mâchoire inférieure à droite, la grosseur s'est étendue sous le lobule de l'oreille, et a continué de croître.

On constate, à l'angle de la mâchoire, une tuméfaction qui s'étend en haut jusqu'au tragus, en avant jusqu'au bord antérieur du masséter ; en bas, jusqu'au bord du maxillaire ; en arrière, jusqu'au bord postérieur du sterno-cleido-mastoïdien ; la peau est rouge à l'angle de la mâchoire ; la tumeur est rénitente et donne la sensation de caoutchouc ; elle est œdémateuse ; le doigt, en la déprimant, y laisse une zone d'anémie ; la palpation profonde permet de différencier une masse arrondie séparée de l'angle de la mâchoire par un sillon ; la tumeur est plutôt molle et la douleur nulle en général est réveillée par la pression sur le point où la peau est rouge.

La palpation du maxillaire ne montre pas de périostite ; la loge sous-maxillaire ne contient pas de ganglions.

Dans le creux sus-claviculaire, on perçoit une chaîne de ganglions durs, facilement isolables ; rien à gauche, rien à la nuque.

Par suite de la tuméfaction, la face est déviée à droite.

Le malade n'accuse aucun antécédent héréditaire ou personnel suspect, sauf la présence de glandes depuis de longues années ; l'auscultation ne décèle aucune lésion pulmonaire ; l'état général du jeune homme est bon.

Examen de la bouche : pas de trismus.

La dentition est en général bonne ; celle de la mâchoire inférieure est excellente ; de même pour la mâchoire supérieure, exception faite pour la deuxième molaire droite, qui est cariée, et la première molaire droite, qui présente une carie du collet.

On remarque une ulcération siégeant à la face interne de la joue droite ; cette ulcération est irrégulière, d'un demi-centimètre environ dans son plus grand diamètre ; elle est située en regard de la deuxième molaire supérieure droite, dont le bord est tranchant ; l'ulcération est ancienne.

Le diagnostic porté fut celui d'une adénite tuberculeuse faisant une poussée aiguë et compliquée de périadénite.

On extrait séance tenante cette molaire, vu la gravité de l'adénite, sans essayer d'abord de la limer, de façon à détruire la cause de l'ulcération jugale. La pulpe de cette dent était macroscopiquement intacte ; la première molaire atteinte d'une carie nette du second degré ne fut pas enlevée.

Nous conseillons au malade de pratiquer une sérieuse antisepsie buccale ; huit jours après, il revient nous trouver, l'ulcération de la joue est complètement cicatrisée ; l'œdème est moins considérable ; la peau moins colorée ; il y a, sinon amélioration, du moins rémission des symptômes.

Nous n'avons pu revoir ce malade.

Cette observation nous paraît intéressante en ce qu'elle montre d'une manière nette, l'origine dentaire sinon de l'adénite, du moins de la poussée suppurative par l'intermédiaire de l'ulcération de la joue ; cette corrélation est encore démontrée par l'accalmie succédant à la disparition de l'ulcération.

Observation XX (Personnelle).

Adénite d'origine dentaire. — Influence de l'évolution des dents permanentes.

Le jeune Henri R..., 6 ans 1/2, est amené parce qu'il souffre des dents et qu'il est atteint d'adénites cervicales que la mère croit en relation avec la difficulté de l'évolution de sa dentition ; bien que l'enfant soit bien constitué, il n'a encore que la première molaire supérieure, à demi sortie, comme dent permanente ; les racines, à demi résorbées, des dents temporaires tiennent l'emplacement de la molaire supérieure gauche ; des extractions antérieures ont laissé le champ libre à la venue des molaires inférieures définitives; la molaire droite pointe et sort un peu de la gencive ; la molaire gauche, au contraire, est encore recouverte par la gencive ; celle-ci est rouge et turgescente ; la bouche est dans un état de propreté insuffisant ; il existe de la douleur de la gencive au niveau de cette irritation, surtout à la pression.

La mère a remarqué, quelques jours après que l'enfant avait commencé à accuser cette douleur, la présence sous le maxillaire, et environ au niveau du milieu du cou, de deux petites grosseurs qui ont un peu augmenté depuis, surtout la supérieure.

La palpation fait reconnaître une petite masse de la taille d'une cerise, peu mobile, située au-dessous du tiers postérieur de la branche horizontale du maxillaire inférieur ; cette adénite est indolore, ainsi que l'autre, de la taille d'un gros pois, située environ au milieu du trajet du muscle sterno-mastoïdien.

Après nous être assuré que la molaire définitive était reconnue par la pression sous la gencive, persuadé qu'il s'agissait-là d'une infection ayant trouvé son point d'entrée dans une érosion de la gencive, nous facilitons l'issue de la dent par un petit débridement au thermocautère, et nous prescrivons une antisepsie rigoureuse de la bouche et des irrigations de la région malade.

Nous avons revu notre petit malade ; la dent était en parfaite évolution, et les accidents adénopathiques avaient disparu.

Nous avons rapporté cette observation pour montrer, ainsi que nous l'avons fait dans l'observation ayant trait à la troisième dentition, l'influence de l'évolution des dents permanentes sur la production d'adénites cervicales.

Observation XXI (Personnelle)

Adénite suppurée chronique avec fistule, d'origine dentaire ; guérison par l'extraction de la dent.

Mme P..., 37 ans, vient nous trouver le 12 novembre 1901, Elle a ressenti il y a un peu plus d'un an, dit-elle, une gêne légère en tournant la tête et s'est aperçue fortuitement de la présence sous le maxillaire gauche d'une petite boule roulant sous le doigt ; en quelque temps la tumeur augmenta, la peau rougit, s'ulcéra. Pendant ce temps, la malade fit extraire la deuxième prémolaire supérieure gauche qui était déjà depuis longtemps fort cariée. Elle ne peut nous dire si elle a vu le ganglion suivre des douleurs dentaires.

Après l'extraction de cette dent, l'adénite suppurée a semblé vouloir se cicatriser ; il reste cependant, depuis sept mois, un trajet fistuleux dont l'orifice siège à peu près au-dessous de la racine de la première molaire inférieure gauche ; la peau est amincie, déprimée à ce niveau, rouge ; la région est recouverte d'une légère croûte. La peau rétractée vers le maxillaire, est cependant mobilisable ; la pression n'amène pas de pus : la malade nous dit qu'il s'est établi une légère suppuration il y a huit jours, suppuration séro sanguinolente qui s'est tarie presque de suite.

La malade est en bonne santé générale, ne tousse pas ; elle n'a pas maigri ; l'examen des poumons donne un résultat négatif.

Nous explorons la cavité buccale : la dentition inférieure est excellente, pas de caries interstitielles ; la dentition supérieure est généralement mauvaise à droite et à gauche ; la première molaire supérieure gauche est atteinte de carie pénétrante ; la pulpe est détruite et infectée.

Nous essayons d'explorer la direction du trajet fistuleux ; la sonde semi-rigide que nous introduisons n'y progresse pas ; nous trouvons quelques ganglions légers au cou, à gauche ; ils sont petits, mobiles et descendent à peu près à la moitié du trajet du muscle sterno-mastoïdien ; la région sus-claviculaire gauche est libre ; il n'y a rien à droite.

En raison de ces adénopathies nous n'essayons pas de soigner la dent de six ans supérieure gauche ; nous l'extrayons ; nous conseillons à la malade d'aller pour sa fistule à la consultation de chirurgie, si elle ne se ferme pas, mais de revenir avant nous trouver ; nous voulons achever d'enlever les dents défectueuses qui encombrent sa bouche. Le 26 novembre la malade vient nous trouver pour lui soigner une dent du haut du côté droit ; la fistule est fermée ; mais la peau est encore mince, violacée, déprimée ; les petits ganglions du cou ont disparu ; nous conseillons à la malade de faire enlever d'autres dents malades à la mâchoire supérieure comme mesure prophylactique ; elle ne veut pas y consentir ; elle nous quitte guérie : nous ne l'avons plus revue et ne savons s'il y a eu récidive.

L'origine dentaire de l'affection est ici mise en lumière par l'efficacité du traitement causal, traitement suffisant pour amener la cicatrisation d'une adénopathie ulcérée.

Observation XXII (Personnelle)

Adénite d'origine dentaire chez un albuminurique.

André R..., 39 ans, garçon livreur, hospitalisé à la Charité, descend à la consultation dentaire, le 24 novembre, pour mauvais état général de la bouche. Il est albuminurique et ne se nourrit qu'avec du lait ; la face aux environs de la bouche est légèrement tuméfiée ; les lèvres sont grosses ; la cavité buccale est dans un état déplorable ; la langue est recouverte d'un enduit noirâtre qui s'étend aussi sur les dents ; le tartre les recouvre, formant des plaques qui en réunissent plusieurs en un seul bloc : toutes les dents sont mobiles, surtout la première et la deuxième molaires inférieures gauches ; les gencives enflammées, purulentes, sont surtout atteintes au voisinage de ces dents.

Sous la partie moyenne de la mâchoire inférieure, on sent à gauche un ganglion induré assez immobile et peu net, mais n'adhérant ni à la peau, ni aux plans profonds ; ce ganglion gêne le malade, empêche les mouvements du cou, qui est empâté à gauche, mais ne le fait pas trop souffrir ; ce sont ses dents, dit-il, qui le préoccupent, surtout les deux premières molaires inférieures gauches, particulièrement douloureuses. En présence de l'état de la bouche, j'extrais immédiatement ces deux molaires ; la première est le siège d'une carie pénétrante avec gangrène de la pulpe et destruction partielle de la couronne ; je pratique séance tenante un nettoyage des dents aussi complet que le permet leur mobilité et je prescris au malade des lavages de bouche antiseptiques.

Le malade revient à la consultation ; je ne le reconnais pas tant son état s'est amélioré ; plus de gonflement de la face, diminution notable du volume du ganglion, disparition de la gêne et de l'empâtement du cou ; les gencives sont en meilleur état. On continue le nettoyage et procède à l'extraction de dents trop mobiles pour être sauvées. Le malade continue à venir deux fois par semaine.

Le 19 décembre, le ganglion a presque disparu ; l'état général s'est d'ailleurs amélioré ; la mobilité des dents persiste encore ; le malade va quitter l'hôpital.

Adénite d'origine dentaire aggravée par l'état général qui retentit en plus sur l'équilibre du milieu buccal. Influence décisive, malgré la gravité de ces facteurs, du traitement dentaire.

OBSERVATION XXI (Personnelle)

Adénite chronique suppurée d'origine dentaire. — Guérison par l'extraction des dents.

Mlle For..., 28 ans, domestique, vient le 9 septembre à la consultation dentaire de l'Hôtel-Dieu. On ne trouve dans son passé ni dans celui de sa famille aucun antécédent pathologique notable ; elle croit se rappeler cependant, que, toute petite, elle a eu « des glandes »: mais c'est là un commémoratif dont elle se souvient peu. Elle a eu un abcès dentaire il y a deux ans ; à cette époque, on dut, à la Pitié, lui ouvrir au bistouri un abcès situé sous la partie moyenne du maxillaire inférieur à gauche. La guérison se fit et dura pendant un an ; à ce moment, il s'est produit une récidive ; l'abcès a de nouveau suppuré et s'est tari ; actuellement la suppuration est établie de nouveau depuis quatre ou cinq jours.

Actuellement, on constate sous le menton la présence d'une masse dure, un peu douloureuse à la pression, du volume de la moitié d'une grosse noix ; cette tumeur occupe la moitié de la partie que délimite le fer à cheval que constitue la mâchoire inférieure ; elle va à gauche rejoindre l'ancienne cicatrice et en avant jusqu'à la ligne médiane ; elle descend à deux travers de doigt sous le maxillaire. La peau est de couleur normale, peu adhérente aux plans sous-jacents ; la cicatrice à demi-ouverte a l'apparence de tissu cicatriciel, est assez irrégulière ; la peau est un peu rouge à ce niveau. La palpation attentive permet de reconnaître la présence d'une petite masse ganglionnaire bien nette située sous l'angle du maxillaire inférieur gauche.

L'état général est bon et l'auscultation donne un résultat tel qu'on peut éliminer la tuberculose.

Nous examinons la bouche et voici ce que nous trouvons : en haut, à droite :

La 3e molaire intacte.

Les 2e et 1re molaires découronnées.

La 2e prémolaire intacte.

La 1re prémolaire a été arrachée.

La canine en mauvaise position est en rétroversion avec rotation sur l'axe.

La 2e incisive est atteinte de carie postérieure.

La 1re incisive est intacte.

A gauche :

La 1re incisive est intacte.

La 2e incisive présente une carie interstitielle.

La canine est intacte.

La 1re prémolaire manque.

La 2e prémolaire est intacte.

Les 1re et 2e molaires manquent.

En bas, à droite :

La 3e molaire est revenue un peu en avant, les 2 premières molaires ayant été enlevées depuis très longtemps.

Les 2 prémolaires sont saines.

La canine et la 2e incisive ont des caries interstitielles.

La 1re incisive est saine.

A gauche :

La 1re incisive est saine ainsi que la 2e, la canine, la 1re prémolaire : la 2e prémolaire, la 2e molaire ont été enlevées il y a deux ans lors de l'éclosion des premiers accidents.

La 1re molaire est cassée au niveau des racines.

C'est cette dent que nous extrayons immédiatement, persuadé qu'elle est la cause de cette rédicive d'adénite, et décidé si nous n'obtenons pas de résultats à débarrasser le maxillaire supérieur des dents qui sont atteintes de carie pénétrante.

Nous conseillons à la malade de pratiquer une rigoureuse antisepsie buccale et de revenir nous voir au bout de trois semaines à moins de complication. Le 28 septembre, nous la voyons revenir ; l'adénite a beaucoup diminué de volume, et la cicatrice est recouverte d'une croûte ; le pus a cessé de couler depuis quelques jours, la pression même forte et profonde n'arrive pas à en faire sourdre une goutte ; le petit ganglion sous-angulo-maxillaire a disparu.

Ici encore nous voyons l'adénite arriver à la suppuration par suite du manque de traitement rationnel. C'est pour la majorité de nos observations, un antécédent constant, qui montre l'obligation de faire pénétrer dans le corps médical et dans le public, l'idée de la nécessité d'une intervention rapide à l'égard de toute dent cariée.

BIBLIOGRAPHIE

Nous faisons suivre ce travail d'une assez longue bibliographie, non que nous prétendions connaître ou avoir lu tous les ouvrages que nous mentionnons, mais nous avons pensé que si, d'aventure, ces pages étaient consultées, des renseignements détaillés et complets pourraient être utiles. Nos indications portent non seulement sur notre sujet, en général, mais sur les principaux points particuliers s'y rattachant, que nous avons signalés au cours de ce travail.

Les mentions entre parenthèses ne sont pas des titres; elles indiquent le sujet pour lequel on invoque l'autorité des auteurs dans l'ouvrage cité.

ALBERTIN. — Adénites géniennes, *Arch. provinc. de chir.* 1895.

ARLOING. — *Leçons sur la tuberculose*, Paris, 1892, p. 152.

BARD. — *Anatomie pathologique.* (Lésions des ganglions.)

BELTRAMI. — Sur l'articulation alvéolo-dentaire chez l'homme *Thèse* de Paris, 1895.

BERCHON. — *Thèse* de Paris, 1891. (Traitement des adénites tuberculeuses par les injections modificatrices.)

BINET. — *Thèse* de Paris, 1894. (Complications de l'extirpation des ganglions tuberculeux.)

BLOCH. (A.) — Accidents causés par une dent de sagesse. *Revue de stomatologie*, n° 9, 1901.

BLUM (A.). — *Thèse* de Paris 1901 (*Du rôle des dents dans quelques infections*).

BŒHLER (G.). — Etude critique sur l'angine de Ludwig. *Thèse* de Paris, 1885.

BOUJU. — *Thèse* de Paris, 1892. (Traitement des adénites tuberculeuses par les injections modificatrices.)

BRODIER. — In *Traité de chirurgie clinique et opératoire* de Le Dentu et Delbet, t. IV, p. 500. (Nature tuberculeuse de ganglions n'ayant pas les caractères tuberculeux, prouvée par l'inoculation.)

BROUSSE et GÉRARDIN. — *Du lymphadénome*, 1886.

BUCHBINDER. — Uber die Lage und die Erkrankungen der Wangenlymphdruien *Beit. zur klin. Chirur.* 1889. (Adénites géniennes.)

BRUN. — Contribution à la statistique de l'extirpation des ganglions tuberculeux. *Wiener med. Blatter*, 1887.

CHABROL. — De l'angine dite de Ludwig. *Th. doct.*. Paris, 1887.

CHAMBOUNAUD (J.). — Des fistules dentaires. *Th. doct.* Paris, 1887.

CAPETTE-LAPLÈNE. — Les ganglions de la joue, *Th.* de Bordeaux, 1899.

CAZIN. — *De l'influence des bains de mer sur la scrofule des enfants*, Paris, 1895.

CHAUVEL. — Ablation des ganglions du cou. *Bull. de la Soc. de chir.*, 1884, t. X, p. 160 et 187.

CHRÉTIEN. — *Semaine médicale*, 1895, p. 17. (Actinomycose.)

CLAVELIN. — De la tuberculose des ganglions lymphatiques chez l'adulte. *Thèse*, 1881.

COMBE. — Des principales complications des affections dentaires en général. *Bull. gén. de thérap.* Paris, 1884.

CORNET. — *Cent. f. chir.*, n° 29, p. 7., 1889. (Modes de pénétration du bacille tuberculeux à travers les muqueuses.)

CRUET. — *Hygiène et thérapeutique des maladies de la bouche*, Paris, 1899. (Adénite d'origine dentaire.)

CRUVEILHIER. — *Traité d'anatomie descriptive*, t. III. (Ganglions du cou.)

DAGRON. — *Bull. de la Société anat.*, 1889. (Lymphadénome.)

DAVID. — *Thèse* de Paris, 1897. (Traitement des adénites tuberculeuses par les injections modificatrices,)

DAVID. — *Les microbes de la bouche*, Paris, 1890.

— *Des microbes de la bouche*, Paris, F. Alcan, 1889.

DEBIERRE. — *Gazette hebdomadaire de méd. et de chirur.* 20 août 1892. (Ganglions cervico-faciaux.)

DELOBEL (Jules). — Contribution à l'étude des abcès chroniques de la région sous-hyoïdienne. *Th. doct.*, Paris, 1887.

DEMONS (D.), chirurgien des Hôpitaux de Bordeaux. — De la périostite phlegmoneuse diffuse des maxillaires et de la phlébite suppurée des sinus de la dure-mère consécutive à la carie dentaire. Mémoire communiqué à la *Société de Chirurgie*. Séance du 5 novembqe 1879.

LE DENTU. — *Presse médicale*, 1894, (Les injections modificatrices dans les adénites tuberculeuses.)

DESCUBES. — *Phlegmons diffus cervicaux d'origine dentaire.* Paris, 1881, in-4°.

DODIN. — De l'adénopathie scrofuleuse et tuberculeuse. *Thèse* de Paris, 1880.

DOLLINGER. — *Centralb. f. Chirurgie*, 1894, p, 845. (Procédé d'extirpation des ganglions tuberculeux.)

DUBARD. — *Bourgogne Médicale*, juin et septembre, 1895. (Adénites pseudo-tuberculeuses.)

DUMONT (Louis.) — *Contribution à l'étude de la pathogénie des phlegmons périmaxillaires d'origine dentaire*, Paris, 1894, in 8.

DUVAL (Mathias). — *Précis d'histologie*, Paris, 1897. (Circulation de la lymphe dans le ganglion.)

ELIAS. — Phlegmon cervico-facial mortel, suite d'affection dentaire. *Lancet Lond.*, 1895, I, 402.

FONTENELLE (R.). — Adénite d'origine dentaire. *Progrès dent.*, Paris, 1890, XVII, 208.

FORGUE. — *Gaz. des Hôp.*, 6 avril 1889. Tuberculose des ganglions lymphatiques.

GALIPPE et VIGNAL. — Microorganismes de la carie dentaire. *Société de Biologie*, 1889.

GAUDEMARD. — *Thèse* de Bordeaux, 1893. (Traitement des adénites tuberculeuses par les injections modificatrices.)

GUERMONPREZ et BEARE. — Actinomycose. *Bibl. Charcot-Debove.*

GRANDMAISON. — Adénites et lymphangites cervico-faciales en rapport avec les inflammations septiques de la cavité buccale. *Revue de Stomatologie*, décembre 1899.

HENDRIX. — *Policlinique*, 1er mars 1893, p. 158. (Adénite d'origine dentaire.)

HEYDENREICH. — Des accidents provoqués par l'éruption de la dent de sagesse, *Thèse d'agrégation*, 1878.

ISRAEL et WOLF. — *Arch. de Virchow*, Bd. C. XXVI, h. 1, 1891. (Actinomycose.)

JESSEN. — *Centr. f. innere med.*, 2 septembre 1899. (Adénites d'origine dentaire.)

CARL JUNG. — *Ueber Zahn Caries. Diss. in. Berlin*, 1893. (Microbes des dents.)

KERNER. — Cité par G. Morgan. *Gaz. hebdom. de méd. et de chir.*, 3 octobre 1899. (Adénites d'origine dentaire.)

KRUECHMANN. — *Virch. Arch.*, Bd. 138, 1894. (Adénites cervicales d'origine amygdalienne.)

LABAT-LABOURDETTE. — *Thèse* de Paris, 1893. (Valeur de l'électricité dans le traitement des adénites tuberculeuses.)

LABORDE et MAGITOT. — Sur l'antisepsie buccale au point de vue de la prophylaxie des maladies. *Bull. acad. méd.*, Paris, 1892, 169-173.

LANCIAL (Louis). — De la thrombose des sinus de la dure-mère. *Th. doct.* Paris, 1888.

LANNELONGUE et ACHARD. — *Revue de la tuberculose*, avril 1886. (Abcès froids sans microbes.)

LEBEDENSKY. — Le milieu buccal et son équilibre biologique. Appareil lymphoïde. *Archives de Stomatologie*, novembre-décembre 1901.

LEJARS F. — Les accidents infectieux d'origine dentaire, *in* : *Leçons de Chirurgie*, 1893-94. Paris, Masson, 1895, in-8.

LIPPMANN. — *Le pneumocoque et les pneumococcies*. Paris, 1900. (Microbes de la bouche.)

MALASSEZ. — Recherches sur le ligament alvéolo-dentaire. *Arch. de physiologie*, 1885.

MALASSEZ. — Sur l'existence d'amas épithéliaux autour de la racine des dents. *Archives de physiol.*, 1885.

MAINGUY. — Les adénopathies cervico-faciales d'origine dentaire. *Gaz. Méd. de Nantes*, 1900, XVIII, 198-202.

MANSON. — *Thèse* de Paris, 1895. (Complications de l'extirpation des ganglions tuberculeux.)

MASCAGNI. — *Vasorum lymphaticorum corporis humani historia et iconographia*, 1787. (Ganglions cervico-faciaux.)

MAUCLAIRE. — *Gazette des hôpitaux*, 1894. n° 1894, n° 15. (Adénites pseudo-tuberculeuses.)

MILLER (A. G.). — On the œtiology and treatment of glandular enlargements in the neck. *Brit. J. Dent. Sc. Lond.*, 1898, XLI, 97-105.

MILLER. — Die Microorganismen der Mundhœble, die œrtlichen and allgemeinen Erkrankungen welche durch dieselben hervorgerufen werden. Leipzig, 1890. (Microbes de la bouche.)

— *Verhandlungen der deutschen Odonte Ges.*, t. VI, H. 1 et 2. (Microbes des dents.)

MOREAU. — *Thèse* de Paris, 1896. (Ganglions rétro-pharyngiens.)

Morgan (G). — *Bristish med. assoc.*, Congrès annuel tenu à Portsmouth, du 1er au 4 août 1899. (Adénites d'origine dentaire.)

Moty. — Phlegmons et fistules consécutifs à la carie dentaire. *Echo méd. du Nord.* Lille, 1897, I, 407-414.

— Soc. de chir., 1892.

Nélaton. — *Semaine médicale*, 1890, p. 402. (Adénites pseudo-tuberculeuses.)

Netter. — *Revue d'hygiène*, 1899, p. 501. (Microbes de la bouche.)

Péase (J. Loran). — Infectious diseases of the mouth and the relations of the same to the dentist. *Pacific M. J. San Fran.* 1900, XLIII, 142-146.

Petit (L.) — Des adénites de la joue. Union médicale, 1892.

Petit. — De la tuberculose des ganglions du cou. *Thèse* de Paris, 1897.

Poinsot. — Contribution à l'étude des affections locales ou générales résultant de la présence des dents pathologiques dans la bouche. *Odontologie*, Paris, 1886, VI, 243-247.

Poirier. — *Traité d'anatomie.*, t. IV (les dents.)

Poncet. — Pseudo-actinomycose cervico-faciale, phlegmons suppurés de la face, du cou, dus à une nouvelle mycose à gros grains jaunes. Congrès français de chir., 1896.

Poncet et Bérard. — *Traité de l'actinomycose humaine*, Paris, 1898. (Ce traité contient plusieurs centaines d'indications bibliographiques sur l'actinomycose ; nous y renvoyons pour plus de détails.)

Potin (Ch.).— L'habitus dans les maladies scrofuleuses, Paris, 1879.

Princeteau. — Les ganglions lymphatiques de la joue. *Gaz hebdom. des sc. méd. de Bordeaux*, 1899.

Reclus. — *Traitement des adénites tuberculeuses par les injections d'éther iodoformé.*

Redier. — *Journal des Sciences médicales de Lille*, 1883. (Dent de sagesse.)

RICARD. — Congrès français de chirurgie, 1889, 12 octobre, p.674. (Adénites pseudo-tuberculeuses.)

RICARD. — *Gaz. des Hop.*, 1896, 30 janvier. (Adénites pseudo-tuberculeuses.)

RIEDEL. — *Arch. f. Klin. chir.*, XLVII, fascic. 31. (Complication de l'extirpation des ganglions tuberculeux.)

RODIER. — *Revue de stomatologie*, 1900. (Dent de sagesse.)

ROHRBACH. — *Beitrage Z. Klin. Chir.*, XVII, 3, 1897. (Accidents de l'extirpation des ganglions.)

SCHENKLER. — *Ueb. Mandeltuberkulose und Halsdrüsenerkrankung. Arch.*, 134, Bd. 1893. (Adénites cervicales d'origine amygdalienne.)

SEGOND. — *Gaz. des Hôp.*, 1889, 4 avril. (Tuberculose des ganglions lymphatiques.)

SEGOND. — *Gaz. des Hôp.*, 1889. (Sur l'extirpation des adénites tuberculeuses.)

STARCK. — *Beitr. z. Klin. Chir.*, XVI, I, 1896. (Adénites d'origine dentaire.)

STARCK (H.). — Ganglions cervicaux tuberculeux en relation avec des dents cariées. (Même travail que plus haut.) *Rev. de la tuberculose*, Paris, 1896, 123-131.

STILL. — *British med. assoc. Portsmouth*, août 1899. (Adénites d'origine dentaire.)

STRAUS. — *Annales des mal. de l'oreille et du larynx*, n° 2, 1895. (Infection tuberculeuse par l'air inspiré.)

TELLIER. — Fistules dentaires. *Th.* Paris, 1892.

TERILLON. — Kyste du maxillaire. *Soc. de chir.* Paris, octobre 1881.

TERSON. — *Remarques sur les phlébites orbitaires consécutives aux affections bucco-pharyngées.* F. Alcan. Paris, 1893.

TESTUT. — *Traité d'anatomie humaine*, 2e éd., t. II. (Ganglions cervico-faciaux.)

TILLAUX. — *Anatomie chirurgicale.* (Ganglions du cou.)

TRELAT. — *Bull. de la Soc. de chir.*, t. v, p. 177. (Indications de l'extirpation des adénites.)

TRÉLAT. — Diagnostic et traitement des adénites tuberculeuses. Paris, 1891, t. I de la *Clinique chirurgicale*, p. 408.

TRÊVES. — *Traité d'anatomie appliqué à la chirurgie*. Paris, 1900 (ganglions du cou).

VERCHÈRE. — *D'un nouveau traitement des adénites tuberculeuses de la région cervicale*, 1887.

VIGIER. — Des adénites de la joue, *Thèse*, Lyon, 1892.

VIGNAL. — Recherches sur les microorganismes de la bouche. (*Arch. de phys. norm. et path.*, 1886, n° 6.)

ZAUDY. — *Arch. f. klin. chir.*, 1896, n° 1 (Adénites d'origine dentaire).

TABLE

IMPRIMERIE F. DEVERDUN, BUZANÇAIS (INDRE).

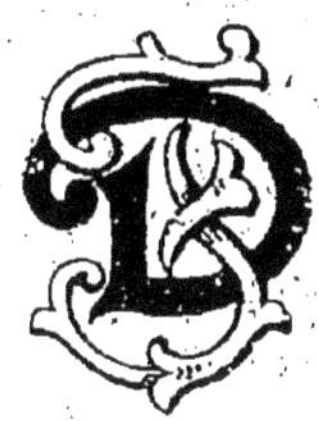

BUZANÇAIS (INDRE), IMPRIMERIE F. DEVERDUN.

www.ingramcontent.com/pod-product-compliance
Ingram Content Group UK Ltd.
Pitfield, Milton Keynes, MK11 3LW, UK
UKHW021045200726
13857UKWH00003B/838